自傷とパーソナリティ障害

川谷大治
Kawatani
Daiji

金剛出版

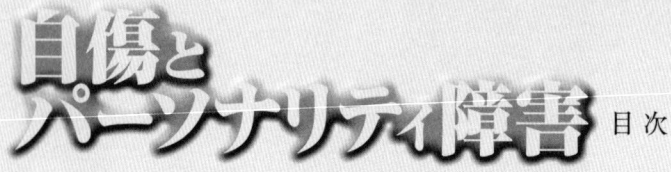

目次

はじめに 7

Section 1
自傷行為に関する文献的展望 13
はじめに *13*
I　自傷行為に関する文献的展望 *15*

Section 2
医療現場から 33
はじめに *33*
I　精神科クリニックにおける自傷患者 *33*

Section 3
境界性パーソナリティ障害と自傷 61
I　境界性パーソナリティ障害の診断と治療 *61*
II　境界性パーソナリティ障害の外来治療1 *65*
III　境界性パーソナリティ障害の外来治療2 *70*
IV　これからの問題 *105*

Section 4
解離と自傷：矛盾を抱えること 125
はじめに *125*
I　外傷と解離 *126*
II　解離と自傷 *131*
III　外傷の扱い方 *146*
おわりに *154*

Section 5
自傷行為の心理療法　*157*

　はじめに　*157*
　　I　攻撃性について　*158*
　　II　関係性を育てる心理療法　*164*
　　III　関係性を育てる心理療法の技法　*188*
　おわりに　*199*

Appendix
『漱石と心の病―その1』　*203*

　はじめに　*203*
　　I　漱石の「神経衰弱」について　*204*
　　II　作家としての漱石　*207*
　　III　『漱石』の生い立ち　*207*
　　IV　漱石の根源的な不安　*214*

『漱石と心の病―その2』　*215*

　はじめに　*215*
　　I　漱石の作品　*216*
　　II　病からの脱出①　客観視　*216*
　　III　病からの脱出②　カタルシス　*218*
　　IV　病からの脱出③　問題の明確化　*218*
　　V　病からの脱出④　矛盾を割り切らずに心に留めること　現実世界と心的世界の両方の経験が必要　*220*
　　VI　病からの脱出⑤　己を貫き通すか共同体か　無用な人か有用な人か　*222*
　　VII　病からの脱出⑥　無償の愛は心を救う　*224*
　　VIII　病からの脱出⑦　狂気を見捨てずに辛抱強く付き合う対象を必要とする　*225*
　　IX　病からの脱出⑧　根源的な不安による現実喪失の理解　*226*
　　X　病からの脱出⑨　無償の愛は日常生活のそこかしこにあるものなのだ　*227*

あとがき　*229*

自傷とパーソナリティ障害

はじめに

　中学生のころに悩んだことがある。手にしている鉛筆を正確に測ることができるかという大問題だった。プラスティックの物差しで測ると大体15cmほどの長さがある。もっと精巧な物差しを使って測ると14.9cmである。もっと精度の高いものでは14.999……cmかもしれない。さらに電子顕微鏡クラスの測定器だと14.99999999……cmになって，果たして鉛筆の長さを正確に測ることができるのかと悩んだのである。時計の針も然り。針は0を通り過ぎるのに，その瞬間の時刻を正確に指すことができるのかと。
　この問題は解決できないままずっと私の心の中に眠っていた。それがある日，忽然としてわかっていたのである。それは境界性パーソナリティ障害（以下，BPD）の治療に当たっているときだった。

自傷患者の診断について
　周知のようにBPDの治療は根気のいる仕事である。何に骨が折れるかというと目まぐるしく変わる彼らの姿と付き合うことである。生徒会に入ったのにバイクの無免許運転で捕まる。先週は「看護師になって困っている人を癒してあげたい」と言っていたのに，今日会うと「仕事なんかしたくない」と働く人を軽蔑する。仲違いしている母親にべったりしたかと思うと，今度は，彼女の愚痴を聞かされる。「先生にやっと知り合えて私は立ち直れそう」と言ったその日の晩に大量服薬である。そして面接のときは罵声を浴びせる。やっと見つけた仕事は長続きしない。そのうち，彼らの不安定さと波長が合ったのか，多くのBPD患者を治療することになった。いつのことだったか忘れたが，安定する患者を不安定にするのは私の方だということに気づいた。自分の心のクセに気づいた喜びから第1回日本思春期青年期精神医学会（大阪）で発表したことがある。
　そして，大学病院時代のBPDの4年間の治療継続率75%という数字を誇りに私は精神科クリニックを開業した。平成9年5月のことである。ところがその自信は見事に打ち砕かれた。開業すると50%に低下したのである。予約した日をキャンセルした後，二度と受診しない患者がいた。何故なのかわからなかっ

た。さらにクリニックには自傷患者が数多く押し寄せてきた。そのてんやわんやは『現代のエスプリ443 自傷―リストカットを中心に―』(2004) に述べた。その際に，一度自傷患者の自験例を調べ直してみた。治療転帰の結果に納得がいかなかったので治療に工夫を重ねた。その結果，3年後の治療は改善されて，中断率は8.9ポイント下がり，終結率は5.4ポイント上った。その調査結果と治療の工夫について述べたのが第2章「医療現場から」である。

開業4年後にはBPD患者を1日に10人ほど診ることになった。月に60人ほどである。一方，自傷患者は開業して8年9カ月間で180人になった。彼らの半数はBPD患者である。一方，BPD患者は開業から7年10カ月間で126人にも上った（第3章を参照）。同時に，不登校，高校中退，引きこもり，過食・嘔吐の若い患者たちも受診してきた。BPDと診断される患者はこの数年は横ばい状態で，代わりに解離障害や発達障害の受診が増加傾向にある。解離性障害については，この1年間で2つの雑誌に「解離と自傷」のテーマで論文を発表し，平成21年8月には第9回日本外来精神医療学会『自傷と外来―外来治療の最前線―』で発表したばかりである。

「私はBPDです」と言って受診してくる患者は少なくなって，紹介される患者で増えているのが解離性障害である。解離性障害の多くはBPDの診断基準を満たすのでややこしくなる。精神科医の診断力を世間から試されているように思うことがある。私は解離性同一性障害と診断するのに吝かでないが，その確定診断は初診数年後になって明らかになることが多いので，とりあえず「真性」と「仮性」と形容して経過を診るようにしている。そのことは第4章「解離と自傷」で述べている。解離性障害の治療は，現在のところ，交代人格が現れないように「心に蓋をする」治療を行っているが，というより私が治療すると交代人格が現れなくなるのであるが，果たしてこの治療スタイルのままでよいのか，一度治療を調べ直す必要性を感じている。

同じように診断と治療で精神科医を大いに悩ませるようになったのが軽度発達障害の登場である。診断と治療に困り果てると「発達障害」と診断して，後は知らないと言って匙を投げるのもどうかと思われるが，ちょっとこだわりが強いとか話し方が流暢でなくて個性的な話し方だと中身よりも何よりも「発達障害」と診断される時勢なのである。DSM-Ⅳ-TRやICD-10のような症候学

的診断基準は精神科医が同じ土俵に上って研究やリサーチを進めて行く上で必要な手続きとは思うけれども，それを治療の場に活かせないのは問題のような気がする。この困難な治療状況に「退行」という概念を持ち込むと，軽度発達障害とせずに患者を情緒発達論的に診ることができるのに，と思うのである。これらの問題は，第3章「境界性パーソナリティ障害と自傷」で取り上げることにした。安易に発達障害と診断せずに患者の内的世界を理解するためにも診断の「わからなさ」をわからないままにホールディングする姿勢は必要になってくると思う。

「矛盾を抱える」能力を育てること

　この解決を急がずにホールディングする姿勢は患者にも必要である。自傷患者の多くはこらえ性がないのか心に矛盾を抱えることに耐えられなくて，その不快感を割り切ろうとして二者択一的思考（スプリッティング）に嵌ってしまう。そして最後は，その不快感を暴力的に解決するのが BPD であり，その一つの方法が自傷行為なのである。

　私はもともと不快なことは「心の中に抱えず」に割り切るのが得意な人間だ。ところがどういう理由か，それが苦手な若い患者たちの治療を手がけるようになったのは，私の欠点を克服せよ，という天の声だったのかもしれない，と思うようになった。なぜ彼らはこの苦悩を解決できないのかと若い頃は不思議でならなかった。しかしそれが本当の解決でないことを気づかせてくれたのは BPD や自傷患者たちである。

　「先生を信じていいですか」と問われて，私は人を信じない性質なので「信じない方がよい」と言いたいが，そうすると患者は主治医である私を信じないので治療は成り立たないことになる。この矛盾を彼らが心に抱えることができるようになるといろいろなことがうまくいくのが見えてきた。それは「スプリッティング思考」として第2章から第5章まで，その都度，繰り返しになるが要所要所で述べることにした。本書の「ウリ」の一つだからである。

　こうして私の欠点を直球勝負で追い込んでくる自傷患者たち，中でも BPD 患者には精神科医になってから学んできた精神分析をすっかりつくりかえられてしまった。診察を終えて次の予約日を話し合おうとすると，患者は「入院した

い」と言い出す。また，通院して1カ月も経たないのに「働いていいですか」と突然訊ねてくる患者。反対を表明すると，患者はいかに「働きたいか」を話し始めるので，話はこじれにこじれて1時間があっというまに経ってしまう。患者の話も一理あると思って，「働いていいよ」と告げると今度は，「でも働くのは自信がないです」と先とは反対のことを言い出すので，話がまとまらないのである。それを10〜15分程度の短時間のセッションで対応しないといけないのが精神科クリニックの現状だったのである。勤務医はクリニックの院長を「9時から5時男」と揶揄するが，「あなたも私の椅子に1日座ってみてください」と嘆きたいときもある。

　外来精神科医は短時間の中で咄嗟の判断を迫られる。右か左か，プラスかマイナスか，この二者択一的思考（＝スプリッティング思考）の対応には随分と頭を悩まされた。その結果，たどり着いたのが「心の中に矛盾を抱える」能力を育てる技法になった。「コインには表と裏がある。夜があるから昼があるのと同じようにこの矛盾はやがてあなたのパーソナリティをよい方向に持っていってくれる」と言えるようになると同時に，冒頭で述べた「鉛筆は長さを持っているが正確に測ることはできない」という解答を見つけたのである。30年以上をかけて辿り着いた結論だった。それで，第5章「自傷行為の心理療法」で詳しく論じることにしたのである。

　さらには自傷行為や大量服薬といった行動化を対応しているうちに，彼らの内的対象関係（「切る人」と「切られる人」）が治療者との間で繰り広げられることにも気づいた。自傷行為の「一人二役」という考え方である。それはフロイトの「悲哀とメランコリー」にヒントがあったのだが，投影同一化という精神分析の考え方である。その発見と扱い方については「自傷とうつ」との関連で第2章「医療現場から」で述べている。

　もともとスプリッティングと投影同一化は幼児の心の中に「矛盾を抱えないよう」にする防衛機制なのであるが，それに頼りすぎるとパーソナリティの発達を犠牲にすることになる。そのためにBPDでは「矛盾を抱える」能力が育たないまま成長しているのである。だから治療的には，「矛盾を抱える」能力を彼らに身につけさせることにある。そしてこの考えを支持してくれたのが『源氏物語』と夏目漱石の小説だった。夏目漱石（1867-1916）はフロイト（1856-

1939)と同時代の人である。2人の共通点は精神分析的に自己分析を行った最初の人ということである。フロイトの自己分析はよく知られているが，実は漱石も『吾輩は猫である』から『道草』までに至る小説の中で自己分析を行っている。フィクションという手法を使っているのでフロイトよりも漱石の方が深い水準に達している。これは患者の心強い援軍になると思って「精神科読本：漱石の心の病」と銘打ってクリニックの読書コーナーに置いている（本書では補遺として収めた）。また，『源氏物語』で学んだことについては第4章と第5章で述べている。

こうして彼らのスプリッティングや投影同一化につき合っているうちにヘーゲルの弁証法に辿り着いた。松下幸之助は「会社の利益追求か消費者へのサービスか」という矛盾を「よい商品を作る」という弁証法的解決をしたと聞く。この考えは面白いように患者の心に響くのである。友達と仲違いした患者に「雨降って地固まる」「花が散って実は結ぶ」といった弁証法的喩えや寓話は患者の「矛盾を抱える」能力を高めてくれた。もともと世界のあらゆる事象は裏と表，プラスとマイナス，右と左，といった具合に相容れないまま，微妙なバランスの上で存在しているのである。患者に解決を迫られて解決できなくてもいいのだ，稀に患者には憎まれることもあったが，と思えるようになったのである。鉛筆は長さをもっているがその長さを測ることはできないのだ，と心に割り切らずに抱えられるようになったのである。

BPDや自傷患者は心に矛盾・葛藤を抱えることができないために，矛盾する事柄はスプリットしたまま互いに交わることもなく心の中に同居させている。それがいつのまにか治療者との間で展開されて私は「蝿取り紙」に絡み取られるように，もがけばもがくほど苦しくなるということを冷静に見つめることもできるようになった。その粘着感を「蝿取り紙」あるいは「ゴキブリホイホイ」と呼んでいる。200例近いBPDの治療を経験し，「蝿取り紙」から脱出するコツも掴めて，行動化にも対処できるようになったときに，矛盾を割り切らなくてよいのだと知らされたのである。矛盾は矛盾のまま心の中に置けるようになったのである。

最後に，本書では自傷と関連してBPDと解離性障害を特別に取り上げている。摂食障害と自傷の関連も1章として取り上げるだけの問題を抱えているの

だが，自傷を伴う摂食障害の治療はBPDよりは難しくないし，治療技法に「一人二役」を導入するとさらに治療効果があがるので，BPD治療を述べるだけで十分だと思いあえて取り上げなかった。解離性障害を第4章で取り上げた理由は，2005年ころから精神科外来に解離性障害が増え続けているからである。わが国で多重人格が臨床的に話題になったのは1990年ころからである。それがこの数年間で急激に増えてきているのである。アメリカ並の虐待・PTSD・解離性障害の患者を診るようになった。日本の社会も行きつくところまで来ているのだろうか？将来が心配である。明日は第45回衆議院選挙の日である。

2009年8月29日

川谷大治

Section 1

自傷行為に関する文献的展望

はじめに

　昭和60年の夏,当時勤務していた福岡大学病院精神科に入院していた境界例水準の全生活史健忘（解離性障害）の女子高校生が最初の自傷患者との出会いである。彼女の治療は薬物治療を併用した精神分析的精神療法を週に3回行っていた。精神療法中のリストカットだったので筆者の治療介入に対する患者の行動化だった。1年半後,彼女は筆者のもとを離れて先輩医師の治療を受けることになったが,海に飛び込んだり,華々しい行動化は続いた。

　彼女に教わることは多く,彼女の不安定さを助長したのは筆者の心のクセも関与していると気づいて第1回日本思春期青年期精神医学会でその内容を発表した。その後,彼女のような境界性パーソナリティ障害（以下,BPD）の若者を24例治療することになったが,自傷行為の激しさは後にも先にも彼女を除いてはいなかった。24例の生活史上の特徴や治療転帰に関する調査で得た「治療の鍵を握るのは母親との関係の修復にある」という結果は,開業するときの治療のポイントと考えた（川谷,2000）。

　ところが,平成9年5月に開業してみると,BPDや自傷患者が数多く受診してきた。大学病院と違って初診までに長く待たされることがないので,不安定な患者も淘汰されることなく当院を訪れることができたのである。詳しい内容は第2章で述べることになるので省略するが,多くの患者を治療するためには短時間セッションがどうしても欠かせないので自然と精神分析に代わる治療法に変更せざるを得なかった。6年後の第99回日本精神神経学会の研修コース

で『自傷の扱い方』をコーディネートする機会を与えられたので，自傷に関する文献を漁ってみたのが，本章の土台になっている。

自傷行為についてフロイト（Freud, S., 1901）は『日常生活の精神病理学』の中で「誤って自分の身体を傷つける」失錯行為を無意識的な自己懲罰の現れとして取り上げている。失錯行為とは無意識的な意図を実現するもので，これらの現象の原因がいずれも，完全には抑圧されていない，つまり意識から退けられてはいるが，表面に出てくる能力をすべて奪われてはいない心理内容に由来する。フロイトは次のように述べている。

なかば故意の自己傷害——このようなまずい表現が許されるならば——がありうるとすれば故意になされた意識的な自殺のほかに，なかば故意の——すなわち無意識の意図をもった——自己破壊つまり生命に対する危険を巧妙に利用して，それがあたかも偶然の事故ででもあるかのように装うことがあると考えてよいだろう。

フロイトが指摘するように無意識的かつ自己懲罰的に自分の身体を傷つける者は少なくないが，本書で取り上げる自傷行為は，「自殺を目的としない故意に自分の身体を傷つける」行為である。フロイトの時代でも精神病の症状としての自傷行為は見られていたが，現代の自傷行為を髣髴させる最初の文献はエマーソン（Emerson, L.E., 1913）の報告である。そして抜毛，皮膚引掻き，そして爪剥しといった自傷行為がメニンガー（Menninger, K.A., 1937）の眼に留まった。彼は自傷行為を自殺の代理症状として4種類に分類し『己に背くもの』を出版した。それから20年後の1960年代になると，アメリカで故意に自分の身体を傷つける行為が人口に膾炙するようになる。当時の欧米の精神医学は精神分析の時代でもあったので，精神分析領域からの報告が大半である。その中から，1960年代から1970年代にかけての論文を中心に述べて，その後の論文は今日の自傷行為の臨床に役立つような文献を選んでみた。というのは，自傷行為に関する力動的意味はこの時期に語り尽くされているし，その臨床像は今日の自傷患者の特徴を網羅しているからである。

I　自傷行為に関する文献的展望

1．文献上の最初の報告

　文献的に最初に報告される精神分析的な自傷行為に関する研究は1913年の心理士エマーソン（1913）による23歳の女性である。エマーソンは，自傷行為はマゾヒズムと違って苦痛を与える主体と苦痛を与えられる対象が一つであるために，当時の理解では決着がつかない問題として疑問を残したまま一例報告としてまとめている。症例は，30回近い自傷行為があったと報告され，左腕には多くの傷跡，乳房に一カ所，そして右足にはWの文字の傷跡が残っていた。心理検査では精神病は否定された。

　病歴：赤ん坊の頃は父親のお気に入りで，同居していた男性も彼女をよく可愛がった。しかし妹たちが生まれると父親の関心は薄くなった。父親は母親や兄たちにも暴力を振るう冷酷な人だったので，彼女は父親に脅えて育った。

　8歳のとき彼女はうっかり父親の花壇に足を踏み入れたのを下宿していた叔父に見つかった。すると叔父は自分の性的要求に応じないなら父親に言いつけるぞと彼女を脅した。そして5年間にわたってほとんど毎日彼女は叔父の自慰行為の相手をさせられた。13歳のときに月経が始まり，それは不規則なものだったが，そのためにひどい頭痛に悩まされるようになった。それから彼女は頭痛の原因は月経不順によるものだと考えるようになった。

　学校を卒業したあとは工場で働いたが，その後も頭痛は続いた。20歳になって頭痛にひどく苦しんでいるときに，たまたま下宿していた従兄に性的な暴行を受けた。激しく抵抗していたときに彼女はナイフで偶発的に自分の身体を切ってしまった。そのときに頭痛が嘘のように消えたのである。流れる血が頭痛を癒したのだと彼女は思った。

　子どもが欲しかったが，自分の恥ずかしい生立ちを考えると，結婚は諦めざるを得ないと葛藤した。この精神的な葛藤の高まる瞬間に彼女はカミソリで乳房を傷つけた。赤ん坊を産まないなら乳房は無用だと考えたからである。それでも赤ん坊が欲しかったので彼女は未婚の母親になることを決心した。しかし妊娠することはなかった。そんなあるとき，一人の男性に結婚を申し込まれた。それで彼女は自分の生立ち

について彼に話した方がよいと考えて話した。すると彼は婚約を破棄して彼女をあばずれ女（whore）と罵った。その場で彼女はカミソリで足に「W」という文字を彫った。8カ月後には自分の膣をもナイフで切り裂いた。それは月経が来れば何もかもすべてうまくいくと考えたからである。

治療：分析家は彼女に自傷行為とその痛みは象徴的には自慰の代わりであることを解釈した。痛みはまた自己懲罰の意味を持ち，自傷行為は月経を象徴し，他の子どものようになりたいという彼女の願望をあらわしていた。

自傷行為の動機は，主に激しい頭痛や不規則な月経で生じる不快な気分から開放されるためであった。彼女は精神的苦痛には耐えられなかったが身体の痛みを怖れることはなかった。そして自傷行為は罪悪感と性的感情に対する嫌悪感の結果であり，同時に，対人関係における拒絶によって惹起された内的な怒りを示すものであると考えられた。

彼女の病歴と治療から得られた情報は，今日の自傷患者と多くの点で共通点がみられる。小児期のトラウマ，月経不順，そして自己愛の傷つき，の三点セットである。彼女のように，心の痛みといった不快な感情を性的興奮に変換させることで防衛することを精神分析的には「性欲化」と呼ぶ。子どもの対処能力を凌駕するような幼少期の虐待や外科治療の経験が，成長した後に，マゾヒスティックな傾向を持つようになるのと同じである。この性欲化の視点はその後の論文にもしばしば現れてくる。

筆者の経験で文字を彫った患者は2人しかいない。顔に×印をつけた者も2人である。いずれにしろ自分に対する激しい憎しみの感情があった。

2．メニンガーの『おのれに背くもの』

1930年代には，メニンガーが『おのれに背くもの』(1937)の中で「自傷行為」について1章を設け，神経症的，精神病的，宗教的，脳器質的の4つに分類した。彼は，部分的な自己破壊は全身に及ぶ自殺に代わる一種の部分的自殺だと定義した。そして自傷行為は，自殺衝動が身体の一部分に集中されるために自己治癒の側面があると考えた。神経症的自傷の中には，手首自傷リストカットは含まれていないが，爪かみ，抜毛，皮膚引掻きが取り上げられている。

彼は自己破壊が成就されるためには3つの要素（「攻撃性」，「自己懲罰」，「エロス」）を動機とする諸活動ならびに機能が働いていることを明らかにした。つまり自己破壊は，攻撃性をマゾヒスティックに自分に向けるのだという。

　彼の考えが今日でも臨床的に有用なのは，愛と憎しみの相克が自己破壊を助長する因子であることを指摘していることである。彼は「好きでたまらないのに，同時に憎くて仕方がない相手との相克は，自己愛的であるがゆえに相手に対する攻撃性が自分に向く」と分析する。そのために治療的には愛の対象を放棄することだと述べている。

　メニンガーは自傷行為を慢性自殺願望の現れとして考えたが，その裏に「生きたい」という気持ちがあること，そのために臨床的には攻撃性を弱めるために3つの方法を挙げた。攻撃性を上手に発散する注意深く計画されたレクレーション・セラピー，愛の対象を放棄すること，機知とユーモアの効果，の3つである。攻撃を無害な目標に向かって発散させ，罪悪感は社会的に有益な償いをして解消させる，そして自己愛を抑え，適正な愛の対象となるものを育て上げるために，中和力をもつエロスの流出を刺激する，と述べている。これらのアイデアは思春期患者の入院治療で行う治療活動に活用できる。

　しかし適正な愛の対象，愛の対象を放棄する，という考えはキリスト教の影響を受けた考え方である。今日の自傷患者の心には届かないのではないかと思う。第5章の「攻撃性に関するクラインの貢献」で述べるように，「愛と憎しみの相克」は愛を捨てると解決するという考え方は単純すぎる。筆者の提唱する「関係性を育てる」心理療法のようなパーソナリティの再建が必要だと考える。

　その治療となると，メニンガーは「精神療法においては転移を経験し患者の自己破壊の実情を現実的に覚らせることにあるが，その治療は困難である」とさりげなく述べている。それでもこの本が臨床的なのは，自傷は自己懲罰的で破壊的だが，同時に自己をも癒す，もしくは少なくとも自己を守る行為である，という指摘にある。筆者は，この理解が治療者になければ自傷患者は治療者と向き合わないと考える。

3．リストカット症候群――主に精神分析領域からの報告――
1）オッファーとバーグロウ (Offer, D. & Barglow, P., 1960)
　いわゆるリストカットが臨床で問題になるのは1950年代になってからである。1960年にオッファーとバーグロウは入院患者における思春期・青年期の自傷行為について12例の報告をした。自傷行為は皮膚の浅い引掻きから剃刀による深い切り傷までとさまざまで，診断は重症性格障害5名，統合失調症4名，そして境界例状態3名だった。自傷行為は，自殺企図というより自殺のゼスチャーであり，他者の関心を引きつけ，特別の地位を得るための行為であり，緊張感を軽減すると考えられ，力動的には攻撃性が自己に向けられたもので，院内で流行すると指摘した。そして自傷行為を止めさせるために病院管理を緩やかにしても厳しくしてもいずれも効果がないと述べた。
2）グラフとマリン (Graff, H. & Mallin, R., 1967)
　精神科入院中の若い患者における自傷行為を，グラフとマリン（1967）は1つの症候群としてまとめた。「自傷を行う患者たちは魅力的で，知的な，未婚の若い女性である。性的にはだらしないか，あるいは過度にセックスを恐れているかのどちらかである。そして彼女らは，アルコールや薬物の嗜癖に陥りやすく，他人とうまく関係をつくれない。同胞順位では第一子に多い。母親は冷たく支配的で，父親は家族から距離を置いて受身的である一方で口やかましい人である。患者は些細な動機からむやみに何度も手首を傷つけているが，自殺を意図しているわけではない。そしてその行為から解放感を得ている」と要約している。

　病因として早期の母性剥奪を重視し，自傷患者は言語的コミュニケーションが困難で身体言語として自傷行為を行っていると考えた。これらの考え方は，当時の分析の行動化の考え方を踏襲しているきらいがある。分析的に行動化を言語発達以前の段階における養育者との外傷的相互関係に原因を求めていた時代である。たとえばグリネーカー (Greenacre, P., 1950) は，行動化を起こしやすい患者の共通点として，言葉をコミュニケーションとして使用することをめぐる幼児期早期の障害に求めている。

　治療は，入院治療の中で，比喩的に，<u>彼らをあたかも自分の娘かのように扱い，関心をもって，世話し，しつけなければならない</u>と述べ，愛情の授受を成

熟した方法で行えるように育てることであると述べている。下線部は，1990年代の解離性障害の治療における逆転移の問題でもある。つまり，幼児期に深刻な虐待を受けた患者を治療する際には，治療者は彼らを過度に世話しすぎて境界（boundary）を越えてしまいやすいのである。必然的に彼らがかつて成長するのに必要とした母性的世話を直接的に目の前の患者にそれを提供するのがよいかどうかという問題が生じる。メタファーを用いて主に言葉を介して治療が可能な神経症水準の患者であれば，解釈という技法が奏効するが，自傷患者の多くがその能力を持っていないために，治療者は患者とよい関係を築こうとするあまり境界を越えてしまうのである。このような直接的な介入を求める自傷患者の傾向についてどのような治療的介入が効果を上げるかについては第3章と第5章で述べよう。

3）グルーネバウムとクラーマン（Grunebaum, H.U. & Klerman, G.L., 1967）

　グルーネバウムとクラーマン（1967）は，自傷時に患者が痛みを感じないのは，特殊な心理状態，つまり隔離（isolation）あるいは解離（dissociation）の防衛機制が働いていると考えた。隔離とは多くの人が強い感情を抱く状況で何の情緒的反応も体験しない防衛機制である。解離は耐え難い痛みや恐怖を伴うような破局的状況で動員され，体験している自分を意識の外に置くという防衛機制である。前者は強迫的で，後者はヒステリー的である違いがあるが，いずれも感情を体験させないようにしている。さらに彼らは，診断的にこれら一群をボーダーラインプループに属すると指摘し，自傷を行う前にはいろいろな不快な感情（淋しさ，不安，腹立ち，性的緊張）が混じっているために，漠然としていて，精神療法の中で「なぜ切るのか？」という治療者の質問に対して言葉でうまく説明できないと述べている。この指摘はとても重要である。患者の自傷に対して治療者が最初に取る介入は「なぜ切ったの」だからである。うまく説明できない患者に治療者は業を煮やして患者を問い詰め，そこにサド・マゾヒスティックな関係が生まれる可能性がある。その時に治療者を納得する説明ができないと知っていると，治療者は患者を心理的に追い詰めることは避けられるし，治療者が患者の立場に立って患者の心を想像するという治療的な関係が生まれる。多くの患者の母親との関係が文字通りの行動を介したコミュニケーションなので心で繋がるという経験はとても治療的なことなのである。

そして自傷行為は心的緊張から解放され,現実(リアル)を感じたいという,つまり心理的な苦痛である「空虚感」,「非現実感」を終わりにしたいという要求であり,患者自らが処方した治療法であるので,患者は精神療法の中でこれらの感情を言語化する必要に迫られない,と述べている。しかしそれ以上の治療の工夫について述べられていないのは残念なことである。

4) パオ (Pao, P., 1969)

パオ (1969) は,サリヴァン派の精神分析で有名なアメリカのチェストナット・ロッジ病院に入院した過去10年間における32例の患者の精神分析的な検討を行った。彼は自傷行為を荒っぽい自傷 (coarse self-cutting)(5例)と微細な自傷 (delicate self-cutting)(27例)の2つに分類した。微細な自傷が今日のリストカットに相当し,その中で24例 (89.9%) は女性であった。診断はナイト (Knight, R., 1953) の重症ボーダーラインと診断される,と述べている。そして微細な自傷は「自己没入的でかつ自己愛的なものであり……サド・マゾヒスティック的な欲動に支配された行為である」と分析的に解釈した。切るという行為が実行される短時間のあいだ,患者は自身の行動あるいは周囲に気づかないのは自我機能の変容が起きているからだと考え,切る行為 (cutting) は離人症 (depersonalization) に相当すると考えた。そして先行する出来事として,治療で攻撃性に関する葛藤が刺激されたときと,治療者の不在中の孤独が関与していると述べた。そのため治療初期は,見捨てられ不安や分離不安に関する葛藤を扱うべきだと述べている。

この治療初期の患者の不安を取り上げる「今・ここで」の介入は当時のボーダーライン治療の到達点の一つである。しかしそれに反応する患者もいれば反応できない患者もいる。BPDの中には治療者の解釈を現実吟味するよりも本能満足的に求める患者がいるので,治療関係という狭い関係性に焦点を当てると,「それなら先生,私を独りにしないでよ」と直接的な満足を求める患者が多いからである。できれば,治療関係に絞らずに,より広く,患者の生活における「困ること」を取り上げるとよいと筆者は考える。そうすると,患者の心の内と外を連結するような介入がもっと活きてくると思う。

5) カフカ (Kafka, J.S., 1969)

カフカ (1969) は,自傷の動機を理解するのにウィニコット (Winnicott, D.W.)

の移行対象の概念を採用した。自傷患者が皮膚から流れる生暖かい血を見たときに安堵感を経験するのは，血液が患者の内在化された母親表象，それは患者の心理的危機を癒す内在化された移行対象の外在化，に連結しているからだと説明した。興味深い指摘ではあるが，思弁的過ぎるきらいがある。精神分析に不慣れな読者には治療経過の方が役に立つかもしれない。呈示しているマリーの治療が展開したのは，彼女が肺炎に罹って生死をさまよっているときに起きた。治療者が彼女の命を救うことができないと覚悟するまで彼女の自傷行為は続いたのである。彼女も自身の生命に関する多くの力を経験してから，自傷行為は終わったのである。すなわち自傷行為の最中に彼女は主観的万能感の錯覚の世界にいたことが窺われる。治療者と患者の双方が力の限界と脱錯覚化過程を辿ったことが治療機序になっているのである。この辺りの詳しい記述は，第3章の境界性パーソナリティ障害の外来治療の中でも触れよう。

6）アッシュ（Asch, S.S., 1971）

アッシュ（1971）は，自傷患者のアンヘドニア（anhedonia）を重視している。親しい人から拒絶され居場所を失ったときの怒りと続いて生じる離人感（「こころが何も感じない」）を経験したまさにその瞬間に自傷を行う場合が多いという。そして攻撃性と離人症を重視し，自傷行為の意味について，「この出血するほど切るという行為には，最近の喪失を回復する試みとしての意味がある。すなわち，出血は，出血する女性（母親）を意味しており，自傷を通じて，過去の母子一体感を象徴的に回復しようと試みているのである」と述べている。そしてアンヘドニアはドイツィ（Deutsch, H.）やロス（Ross, N.）の「かのような」パーソナリティとの関連に触れているのも注目に値する。自傷患者の中には幼いころから手のかからない良い子が多い。分離に伴う抑うつを体験できないために対象に受身的で服従的であるの偽りの自己の姿でもある。ウィニコットが指摘するようにリアルを経験できないので常に彼らはアンヘドニックである。

さて，彼女らの治療は他の自傷患者とどのように違うのだろうか。離人感の発生に怒りを想定しているのは蓋し臨床的であるのだが，この論文で治療に関する記載がないのが残念である。アンヘドニアとは反対のイキイキとした生活を患者が送るには主観的万能的感の復活（錯覚化）が必要である。万能感の復活なくしてその後の治療展開は訪れないからである。そのためには，第3章で

論じる BPD 1 型の「偽り」の関係に治療者がより早く気づくことから始まると筆者は考えている。

7）ローゼンタールら（Rosenthal, R.J. et al., 1972）

ローゼンタールら（1972）は，入院患者でリストカットを行った 23 例の患者を調査し，若い女性に繰り返し見られる自傷行為をコントロール群と比較研究した。自傷患者には，幼少期の母性の剥奪体験が多く，また幼小児期に重篤な身体的外傷や手術などの体験が多く見られたという。しかも月経期間中に自傷の 60％が行われていた。彼らは自傷を引き起こす本質的な要因は離人症だと考え，離人状態に至らしめる特殊な感情に圧倒されているので，自傷行為は現実感・存在感を取り戻すための試みだと述べた。また，リストカットを性器的葛藤，無力感への反応，そして攻撃性を処理できないことと関連させた。本論文は，西園と安岡（1977）がわが国で本格的に wrist cutting を「手首自傷」と訳して，臨床的な研究を行うきっかけになった論文として有名である。

8）ショーモポーロス（Siomopoulos, V., 1974）

ショーモポーロス（1974）は，自傷行為を長い間秘密にしていた 2 症例を報告し，自傷行為を「落ち着かない状態（irresistibility）」からの脱出と考え，フェニヘル（Fenichel, O.）の衝動神経症として分類できると述べ，自分を傷つけることで自体愛的な満足を得ている患者もいる，と述べた。自己切傷（self-cutting）は象徴的に小さな女性性器を作るようなもので，その女性性器は，触れたり，いじったりするのを禁じられず，好きなように手で扱ってよいのだと述べた。そして自傷患者に体験される妄想様観念や幻覚は解離現象だと指摘しているのは注目に値する。この指摘は 1990 年以降のトラウマ論に通ずるものである。なぜこのような性欲化が起きたかについては触れられていないが，一人は子どものころ母親との身体的接触が少なく，もう一人は孤独を好む対人関係の少ない子どもだったと記載されている。BPD や解離障害の要因の 1 つである身体的虐待は否定されるが，対人関係の修復の手段の 1 つとしての自慰である可能性が高い。

彼の見解はすべての自傷患者に彼の見解が当てはまるわけではないが，筆者の経験でも倒錯的に傷を弄んでいる患者がいた。このような患者には短時間セッションの精神科外来治療は不向きで，精神的に安定すると治療からドロッ

プアウトしていく患者が多かった。A・Tスプリット治療で心理療法の併用が必要かもしれない。

9）ガードナーとガードナー (Gardner, A.R. & Gardner, A.J., 1975)

一方，ガードナーとガードナー（1975）は，22例の女性自傷患者の研究から自傷による緊張の軽減と強迫機制に注目した。22例中19例（86.4％）の患者が「緊張緩和」を，11例（50.0％）が「激しい怒り」をあげている。自傷時の緊張の軽減は強迫性に結びつけて考えられるし，事実，自傷患者の多くが強迫傾向を持っている。

10）シンプソン (Simpson, M.A., 1976)

同じように強迫機制に注目したのはシンプソン（1976）である。彼はカナダ精神医学会の自傷（self-injury）のシンポジウムで自傷患者の特徴を描いた。研究は21例の自傷患者を服毒による自殺企図者を対象に比較検討したものである。その特徴は「自傷患者の方が若くて死に至ることはなかった。彼らは主訴として抑うつの訴えは少なく，空虚感と緊張をしばしば訴える。突然の予測のつかない気分の揺れが一般的でパーソナリティ障害と診断されることが多い。摂食障害（拒食か過食，あるいはその両方）の症状を高い率で持ち，薬および，またはアルコールを過剰に使用し，性的な問題と悩みを持っている。彼らは初経や月経にしばしば否定的な反応を示し，崩壊家庭に育ち親の剥奪を経験している。多くの患者にとって言語的コミュニケーションが困難で入院中に離院するのも一般的に自傷患者たちである。典型的には，強い離人症の期間後に痛みを伴わない自傷行為が現れ，次いで出血後に解放感と離人症からの回復が起きる」と述べている。そして彼は，自傷行為に至るまでの心理的経過の中で強迫機制に注目している。自傷のきっかけは，喪失，見捨てられ，分離，拒絶，重要な人物の喪失，人間関係の行きづまりなどの体験の後に，抑うつ，怒り，緊張を感じ，その高まりの中で自分を傷つけたいという気持ちとそれを抑えようとする気持ちの間の葛藤が生じる。結局，その葛藤は更なる緊張を引き起こし，さらに傷つけたいという気持ちが高まる。そのときに，「何かが起こりそう」，「何かをしなくてはいけない」といった一種の強迫状況に陥り，傷つけるのを邪魔されない孤独になれる場所を探し出し，さらに緊張の高まりは一種の離人症的な状態に移行し，「無感覚（numb）」，「空虚（empty）」，率直に言って非現実的

になる。それとともに，自己没頭的になり，周りが見えなくなって，ついには自傷行為に走るのである。そのときに緊張からの解放感が伴うと説明した。

　シンプソンの論文で自傷患者の特徴は大体描かれていると言ってよい。以上の研究は主に精神分析的な流れの中で行われているが，それは当時の精神医学が精神分析一辺倒だったことにもよる。しかも，その研究は精神科入院患者を対象にしたものが多く，ウォルシュとローゼン（Walsh, B.W. & Rosen, P.M., 1988）は，精神分析に関する論文を概観し，「事象に関する精神分析的な意味は『論文の数だけ存在する』と言われるほど多数存在する。いわく，象徴的な月経，自慰行為，去勢，母子一体幻想への回帰などの見解である。しかし自傷行為に先行する重要な要因として喪失や別離をあげているのは一貫して一致している」とまとめている。他方で，分析家のカーンバーグ（Kernberg, O., 1987）も，自傷行為という症状に特別な意味を与えることに注意を促した。自傷行為は患者の内的世界からかけ離れているので自傷行為の意味づけを理論化することにどれだけの価値があるのだろうかとメタ心理学的な実用性を疑問視している。筆者も同じ立場を取りたい。自傷行為の象徴的な意味を追求して一例報告の価値はあるかもしれないが，彼らがイキイキと生活できるようになるためには，患者の内的世界のみならず外的世界にも目を向けるべきだと考えている。社会適応能力の低さのために日常生活に些細な万能的な喜びも感じることなく，意味のない人生を送っている，とうな垂れている現実にも光を当てるべきだと思う。

　さらには，これまでの研究者はリストカット症候群を一つの疾患として特徴を描くことに専念してきたが，症候群という概念に疑義を抱いたのは，クレンデニンとマーフィー（Clendenin, W.W., & Murphy, G.E., 1971），そしてワイスマン（Weissman, M.M., 1975）だった。彼らは警察による「自殺企図」報告書や地域の医療機関の受診者をもとにリストカット者の疫学的研究を行った。リストカットが若い女性に限らないという結果（40％は男性だった）から，リストカットは明確な症候群としては成立しないと結論づけた。とは言え，精神科クリニックで仕事をする筆者の経験では，精神科クリニックを受診する患者は女性が圧倒的に多く，先のリストカット症候群の特徴とほぼ一致するのも事実である。本書は精神科クリニックにおける自傷行為を治療対象としているのでこれ以上この問題に立ち入るのを避けることにする。

4．新たな自傷の研究の展開

　1970年代に入ると，メニンガーが指摘した部分的自殺という考え方が，自傷行為と自殺願望との関連で捉えられるようになった。つまり自傷行為は自殺企図とどう違うのかということに関心を抱くようになったのである。多くの研究者が典型的な自傷行為には自殺の意図はないとしてきた。自殺の意図がないとすると，彼らはどのような意図で自傷行為を繰り返すのだろうか？　自傷行為と自殺企図（致死性）との関連でイギリスのモーガンら（Morgan, H.G. et al., 1975）は大規模な疫学調査から，自傷行為を死に至らない「故意に行う自己損傷」症候群 Deliberate Self-Harm Syndrome（DSH）と呼ぶように提唱した。ところが，致死性の少ない DSH の場合，手段で圧倒的に多いのは服薬企図であり，自らの身体に傷をつける自傷行為は少なかった。大量服薬が自傷行為と違う点は，前者が心的苦痛から逃れるために意識を無くしたいのに対して後者は意識を無くさずに心的苦痛を軽減する試みであるところである。と言っても，2つの行動化を場面によって使い分ける自傷患者も少なくないので，あえて相違点を取り上げる意味はないかもしれない。

　この DSH はアメリカでも取り上げられ，パッチソンとカーン（Pattison, E.M. & Kahan, J., 1983）は，リストカットの他にも，たとえば，眼球摘出，耳朶切断，四肢切断，性器切断など奇異で身体的後遺症が生じるものを含め，致死性の低い肉体に繰り返し行われる直接的損傷を DSH と呼び，それは一つの臨床単位であり，DSM-Ⅳに正式な診断名として採用すべきであると提言した（詳しくはウォルシュとローゼンの『自傷行為—実証的研究と治療指針』（金剛出版，2005）を参照）。

　DSH を臨床単位として認めるべきかどうかという議論の前に，DSH は他の疾患群で幅広く認められる行為の一つでもある。たとえば，摂食障害，反社会性パーソナリティ障害，BPD で高率に見られるという報告が多く，実際には拒食症の患者では 35％，過食症の患者では 25.7％から 40.5％の率で見られる。ソロッフら（Soloff, P.H. et al., 1994）らは，BPD 患者の自傷と自殺行動との関連について調査し，BPD の自傷患者はコントロール群よりも若くて症状が多彩で病態は重いが，他者に対して怒りや非難をぶつけることは少なく，高まる自殺意図や自殺企図の致命性とは関連はなかった，と報告している。

　このような流れの中で，ファヴァッツァ（Favazza, A.R., 1987）は自傷行為を一

冊の本にまとめて刊行した。それが "Bodies Under Siege—Self-mutilation and body modification in culture and psychiatry" である。その中で自傷行為を「意図的な破壊性あるいは意識的には自殺の意図を持たない身体組織を変える」行為だと定義した。自傷行為には，切る，噛む，打ちつける，擦り剥く，火傷，皮膚引掻き，抜毛，骨折，さまざまな身体の部分（目，指，四肢，乳房，性器など）の切断，などがある。そして彼は，それまで自傷行為を精神科疾患と関連させて考えていたのを，文化的に容認されている実践（ピアス，刺青，その他の身体の変形）と大きな類似性があると主張した。彼は自傷行為を重大な損傷を伴う自傷行為，常同的な自傷行為，中等度／浅い自傷行為，強迫的自傷行為，エピソード的な自傷行為に分類し，それぞれにそって診断と治療を行うように薦めている。非常に臨床的な分類で，さらに自傷行為と摂食障害をリンクさせ，セロトニン再取り込み阻害剤（SSRI）と衝動性の研究調査や薬物治療の発展に関連させるなど，実践的な本である。

　1990年代には生物学的な研究も散見されるようになる。ウィンチェルとスタンリー（Winchel, R.M. & Stanley, M., 1991）は自傷行動をレビューし，①精神遅滞，②精神病患者，③服役者，④性格障害（主に境界性パーソナリティー障害）の4つに分類した。そして「これまでの精神力動的議論は，自傷患者を理解し精神力動的な精神療法を構成するのに貢献してきたが，その枠組みからは一般に適切な治療戦略は発展していない」と批判的だった。そして生物学的な観点，つまり鎮静システム，ドーパミンの調整異常，セロトニンシステム，から自傷行為を論及している。シメオンら（Simeon, D. et al., 1992）もBPDにおける自傷行為の研究からセロトニン系の機能不全が自傷行為を助長するという仮説を提供した。

　そしてリネハン（Linehan, M.M.）による弁証法的行動療法が登場するのである。彼女の著書はわが国でも翻訳されているし，門外漢の筆者が論じるのはお門違いもはなはだしいので，ここでは他に譲ることにする。

5．自傷行為と境界性パーソナリティ障害

　1970年代からは，カーンバーグを中心とする精神分析的なボーダーライン（境界例）論の発展によって，自傷行為はボーダーライン患者の自己破壊性

の1つの症状として扱われていくようになる。グルーネバウムとクラーマン (Grunebaum, H.U. & Klerman, G.L., 1967), パオ (Pao, P., 1969) は自傷患者を診断的にボーダーラインと考えていたし，おおむね臨床家は自傷行為を行う患者をボーダーラインもしくはその周辺群として治療に当たった。残念なことに，わが国においてもそうであったのだが，ボーダーラインの治療は議論されたが，自傷行為に焦点を当てることは少なかった。第3章の「境界性パーソナリティ障害と自傷」で取り上げるように自傷行為を臨床的に扱うのとボーダーラインの治療のそれとは相反するところがある。ボーダーラインを精神分析的に治療していくと一部の患者の中に自傷行為を誘発することさえ起きるのである。

マック (Mack, J., 1975) は，ボーダーラインの診断をつけるのにボーダーライン足らしめるのは自己損傷的な行動にあると考えた。確かに自己損傷的な問題行動は BPD の75%に見られる。そして自己損傷的な行動には"切る"(80%)，"打撲"(24%)，"火傷"(20%)，"噛み付き"(7%) がもっともよく見られる方法である (1994)。自傷行為は診断学的にも臨床的にもボーダーラインの自己破壊性の表れとして捉えられ，自傷行為そのものを取り上げる文献は少なくなっていくのである。

その中でストーン (Stone, M.H., 1987) の論文は一見の価値がある。BPD の自傷患者の多くが人生早期に年長者からサディスティックな性的虐待を経験していると指摘し，成人した後に性的欲求は過度の罪悪感と関連するので，自傷行為は罪悪感から生じる緊張を和らげるのだと述べた。

ソロフら (Soloff, P.H. et al., 1994) は BPD 患者の自傷と自殺行動との関連について調査し，BPD の自傷患者はコントロール群よりも若くて症状が多彩で病態は重いが，他者に対して怒りや非難をぶつけることは少なく，高まる自殺意図や自殺企図の致命性とは関連はなかった，と報告している。ようやく筆者の臨床経験に合致する論文と出会った。BPD の DSM-Ⅳ-TR の診断項目には（2）「不安定で激しい対人関係様式」と（8）「不適切で激しい怒り，または怒りの制御の困難」があげられているが，（5）「自傷行為の繰り返し」を満たす BPD 患者は治療者との関係は安定している者が多く，治療者に怒りをぶつける者は少ない。

ガンダーソン (Gunderson, G.J., 2001) は自傷行為の機能を，心の痛みに打ち克

つために体に痛みを与える，自分を「悪い」存在と考え罰を与える，感情をコントロールする，周囲を支配する，怒りの表出，感情の麻痺に打ち克つ，ための行為としてまとめている．

6．わが国における研究

　日本では1977年の安岡と西園の報告が最初である。ローゼンタールら（Rosenthal, R.J. et al., 1972）の"wrist cutting syndrome"を手首自傷症候群と訳し，以後この用語は定着し，今日でも用いられている。彼らは25例（女性20例，男性5例；平均年齢22.0歳）の手首自傷症候群の報告を行い，その治療の転帰は「おおむね予後はよく，ほとんどの症例で手首自傷は止んでいる」と指摘しているが，それはリストカットの回数が1回の症例が10例含まれていることも関係していた。「もっとも，適応が著しくよくなったものは大雑把にいって40％で，あとはいろいろの障害が残されている」と述べている。手首自傷が1回で終わるかどうかで予後も異なるのである。

　思春期女子の手首自傷に暴力的解決という視点をもたらしたのは牛島（1979）である。男子例の家庭内暴力と比較して，手首自傷に攻撃性の発散といった側面を指摘したのは臨床的である。西園（1983）は，手首を切る瞬間の精神力動を「切傷される手首は自己を否定した母親であり，また，母親によって拒否された自己でもある。傷つけられる手首の中で，悪い母親と悪い自己とが合体する。また，悪を排除しようと切傷する自己は，自己を拒否した母親の取り入れである。ここにも母親と自己との合体がみられる」と説明している。そして彼らが些細なことで対象喪失体験が生じ，自傷に至る説明として，コフート（Kohut, H.）のいう理想化された両親像の形成が不十分なために，自己愛的傷つきが起こりやすいと説明している。

　その後，自傷といえばボーダーライン，ボーダーラインといえば精神分析，というパターン化された考えが支配し，新たに自傷行為について論じるものは少なく，わずか柏田と内沼（1980），野沢（1984），竹内ら（1986），柏田（1988），によるものぐらいである。柏田は，自傷行為を3回以上の繰り返した自験例を含めた23例について検討し，その切るときの動機として，①開放感を求めるもの，②自己陶酔感を求めるもの，③他人を操作することを求める，の3つを抽

出している。そしてこの動機の要因についてイメージ論，存在論による精神病理学的考察を試みている。

　「自傷」の問題が日本精神神経学会の研修コースで取り上げられたのは2003年の第99回大会（牛島定信会長）が最初である。医療現場における患者の数の多さを考えると，長い間，精神科医の間では無視・無関心が続いていたといってよい。そして，2004年には，ようやく自傷に関する訳本と筆者の編集による『現代のエスプリ443　自傷—リストカットを中心に—』が刊行された。ウォルシュとローゼン（1988）の"Self Mutilation—Theory, Research & Treatment"が松本と山口によって訳出されたのが2004年である。2006年にはウォルシュ（2006）の『自傷行為治療ガイド』，2009年にはファヴァッツァ（1897, 1996）の『自傷の文化精神医学　包囲された身体』（金剛出版, 2009）が松本を中心に翻訳されている。林（2007）は『リストカット　自傷行為をのりこえる』を出版した。町の本屋に行くと容易く関連書物を手にすることができる。川田文子著『「自傷」葛藤を〈生きる力へ〉』（筑摩書房, 2004），たなかみる著『マンガ　リストカット症候群から卒業したい人たちへ』（星和書店, 2008）。さらには「精神療法」や「臨床心理学」でも自傷の特集が組まれる時代になった。

参考文献

Asch, S.S.：Wrist scratching as a symptom of anhedonia：A predepressive state. Psychoanalytic Quar 40；603-617, 1971.

Clendenin, W.W., Murphy, G.E.：Wrist cutting；New epidemiological findings. Arch Gen Psychiatry 25(4)；465-469, 1971.

Emerson, L.E.：The case of Miss A；A preliminary report of a psychoanalytic study and treatment of a case of self-mutilation. Psychoanal Rev 1；41-54, 1913.

Favazza, A.R.：Bodies Under Siege—Self-Mutilation and Body Modification in Culture and Psychiatry. Baltimore & London, The Johns Hopkins University Press, 1996.（松本俊彦監訳：自傷の文化精神医学—包囲された身体．金剛出版, 2009）

フロイト：日常生活の精神病理学．1901．（池見酉次郎・高橋義孝訳：フロイト著作集4．人文書院, 1970）

Gardner, A.R. & Gardner, A.J.：Self-Mutilation, Obsessionality and narcissism. Brit J Psychiat 127；127-132, 1975.

Graff, H. & Mallin, R.：The syndrome of the wrist cutter. Am J Psychiatry 124(1)；36-42, 1967.

Grunebaum, H.U. & Klerman, G.L.：Wrist slashing. Am J Psychiatry 124(4)；527-534, 1967.

Gunderson, G.J.：Borderline Personality Disorder. A Clinical Guide. American Psychiatric

Publishing, Inc., 2001.（黒田章史訳：境界性パーソナリティ障害—クリニカル・ガイド，金剛出版，2006）
林直樹：リストカット—自傷行為をのりこえる．講談社現代新書，2007．
Kafka, J.S.: The body as a transitional object : A psychoanalytic study of a self-mutilating patient. Br J Med Psychology 42 ; 207-212, 1969.
柏田勉：Wrist Cutting Syndromeのイメージ論的考察—23例の動機を構成する3要因の検討．精神神経学雑誌90(6) ; 469-496, 1988.
川谷大治：境界人格障害の男女差．精神科治療学15(10) ; 1003-1010, 2000.
川谷大治：精神科臨床におけるウィニコットの活用．現代のエスプリ別冊（妙木浩之編）ウィニコットの世界．至文堂，2003．
川田文子：自傷—葛藤を〈生きる力へ〉．筑摩書房，2004．
Klonsky, D.E.: The function of deliberate self-injury ; A review of the evidence. Clinical Psychology Review 27(2) ; 226-2239, 2007.
Leibenluft, E., Gardner, D.L., Cowdry, R.W.: The inner experience of the borderline self-mutilator. J Personality Disorders 1(4) ; 317-324, 1987.
Linehan, M.M.: Cognitive-Behavioral Treatment of Borderline Personality Disorder. New York, Guilford Press, 1993.（大野裕監訳：境界性パーソナリティ障害の弁証法的行動療法—DBTによるBPDの治療．誠信書房，2007）
Linehan, M.M.: Skills Training Manual for Treating Borderline Personality Disorder. New York, Guilford Press ; pp.527-534, 1993.（小野和哉監訳：弁証法的行動療法実践マニュアル—境界性パーソナリティ障害への新しいアプローチ．金剛出版，2007）
Mack, J. (Ed) : Borderline States in Psychiatry. New York, Grune & Stratton, 1975.
Menninger, K.A.: Man Against Himself. New York, Harcourt Brace, 1938.（草野栄三郎訳：おのれに背くもの上・下．日本教文社，1962）
Morgan, H.G., Pocock, H., Pottle, S.: The urban distribution of non-fatal deliberate self-harm. Br J Psychiatry 126 ; 319-328, 1975.
西園昌久：対人恐怖と手首自傷—性同一性障害としての危機介入．（清水将之・村上靖彦編）青年の精神病理3．弘文堂，1983．
Offer, D., Barglow, P.: Adolescent and young adult self-mutilation incidents in a general psychiatric hospital. Arch Gen Psychiatry 3 ; 194-204, 1960.
Pao, P.: The syndrome of delicate self-cutting. British Journal of Medical Psychology 42 ; 195-206, 1969.
Pattison, E.M. & Kahan, J.: The deliberate self-harm syndrome. Am J Psychiatry 140 ; 867-872, 1983.
Rockland, L.H.: A supportive approach : Psychodynamically oriented supportive therapy—treatment of borderline patients who self-mutilate. J Personality Disorders 1(4) ; 350-353, 1987.
Rosenthal, R.J., Rinzler, C., Wallsh, R. et al. : Wrist-cutting syndrome ; The meaning of a gesture. Amer J Psyciat 128(11) ; 1363-1368, 1972.
Shearer, S.L.: Phenomenology of self-injury among inpatient women with borderline personality disorder. L Nerv Ment Dis 182(9) ; 524-526, 1994.
Simeon, D., Stanley, B., Frances, A. et al.: Self-mutilation in personality disorders. Am J Psychiatry 149 ; 221-226, 1992.
Simpson, M.A.: The phenomenology of self-mutilation in a general hospital setting. Canadian

Psychiatry Association Journal 20 ; 429-434, 1975.
Siomopoulos, V.: Repeated self-cutting : An impulse neurosis. Am J Psychotherapy 28 ; 85-94, 1974.
Soloff, P.H., Lis, J.A., Kelly, T. et al.: Self-mutilation and suicidal behavior in borderline personality disorders. J Personality Disorders 8(4) ; 257-267, 1994.
Stone, M.H.: The PI 500 : Long term follow up of borderline in-patients meeting DSM-Ⅲ criteria, I : Global outcome. J Personality Disorders 1 ; 291-298, 1987.
たなかみる：マンガ　リストカット症候群から卒業したい人たちへ．星和書店，2008．
牛島定信：思春期女子の暴力的解決―手首自傷症候群．教育と医学7(7), 1979．
Walsh, B.W. & Rosen, P.M. : Self-mutilation : Theory, research, and treatment. New York, The Guilford Press, 1988.（松本俊彦・山口亜希子訳：自傷行為―実証的研究と治療指針．金剛出版，2005）
Walsh, B.W.: Treating Self-Injury : A practical guide. New York, The Guilford Press, 2005.（松本俊彦・山口亜希子・小林桜児訳：自傷行為治療ガイド．金剛出版，2007）
Winchel, R.M. & Stanley, M.: Self-injurious behavior : A review of the behavior and biology of self-mutilation. Am J Psychiatry 148(3) ; 306-317, 1991.
Weissman, M.M.: Wrist cutting : Relationship between clinical observation and epidemiological findings. Arch Gen Psychiatry 32 ; 1166-1171, 1975.
Winicott, D.W.: Playing and reality. London, Tavistock, 1971.（橋本雅雄訳：遊ぶことと現実．岩崎学術出版社，1979）

Section 2
医療現場から

はじめに

　本章では精神科クリニックを受診する自傷患者の特徴を描き出すことを目的とする。そのために自験例を叩き台にしようと思う。前任地の福岡大学病院に勤務していた平成2年（1990年）に，108例の境界例患者の後ろ向き調査を行ったことがある（川谷ら，1990）。2,000冊余りのカルテから108例の境界例を抽出するのに一冊残らず先輩たちの臨床記録を読んだ。その臨床記録はビビッドで一冊一冊の内容が数字となって結晶化されると有無を言わせない迫力があった。こうした作業によって「境界例の治療は治療者の情熱と柔軟な治療姿勢がもっとも重要である」ことを教わり，それは筆者の境界例治療の基礎となった。今度は，自分の治療を振り返るわけで，その作業は逃げ出したい衝動に駆られることもあったが，やってみると，やっぱりそうだったかと納得するものがあった。結論から先に述べると，自傷患者の治療を成功させるためには境界性パーソナリティ障害（以下，BPD）の治療が鍵を握っているということだった。

I　精神科クリニックにおける自傷患者

1．自験例180例の調査結果
対象と方法（表1）
　対象は平成9年5月から平成18年3月までに川谷医院を受診し，筆者が治療に当たった自傷患者である。この際の自傷とは，鋭利な刃物や鋏などの器物に

表1 対象の定義と研究方法

1. 対象の定義
   平成9年5月から平成18年3月までの自傷患者
   自傷：鋭利な刃物や鋏などの器物による身体損傷
       （大量服薬，煙草による根性焼き，ピアス，刺青は除外）

2. 研究方法
   性別，年齢，診断，精神科家系内発現，生活史上の諸問題，治療内容と転帰に関する後ろ向き調査

よる身体損傷や硬いものに身体の一部をぶつけることで損傷を与えるものをいう。大量服薬，煙草による火傷（いわゆる根性焼き），ピアス，刺青は除外した。

調査時期は平成18年4月末日である。研究方法は，受診年度，性別，年齢，臨床診断，精神科疾患の家系内発現，生活史上の諸問題，治療内容と転帰に関する各項目のカルテによる後ろ向き調査である。

調査結果

1）対象（表2）

自傷患者数は総患者数2,706例中の180例（6.65％）だった。男女差は，男性24例（13.3％），女性156例（86.7％）と圧倒的に女性が多かった。受診時の平均年齢は23.7歳で，男性23.2歳，女性23.8歳と男女差はなかった。

図1は各年度における自傷患者数である。平成10年度と平成16年度では約2倍の開きがあるが，13例から28例の幅で上下している。

図2は自傷患者の各年度における初診患者比率である。平成9年度から平成17年度にかけて約2倍に増加していることがわかる。

2）対象を治療終了群と治療継続群に二分する

対象を，すでに治療が終わっている治療終了群（A）と治療継続群（B）に分ける。A群は調査時に治療が終わっていた症例で，その中には治療終結例，紹介による転医（外来と入院），治療中断，治療未導入（1ヵ月以内），自殺，などが含まれる。B群は調査時点で治療が継続している症例である。

表2　結果

1. 対象
   180例：男24（13.3％），女156（86.7％）
   平均年齢：23.7歳（男23.2，女23.8）

2. 対象を2群に分類
   A）治療終了群：107例（男13，女94）終結，転医，中断，未導入，自殺
   B）治療継続群：73例（男11，女62）

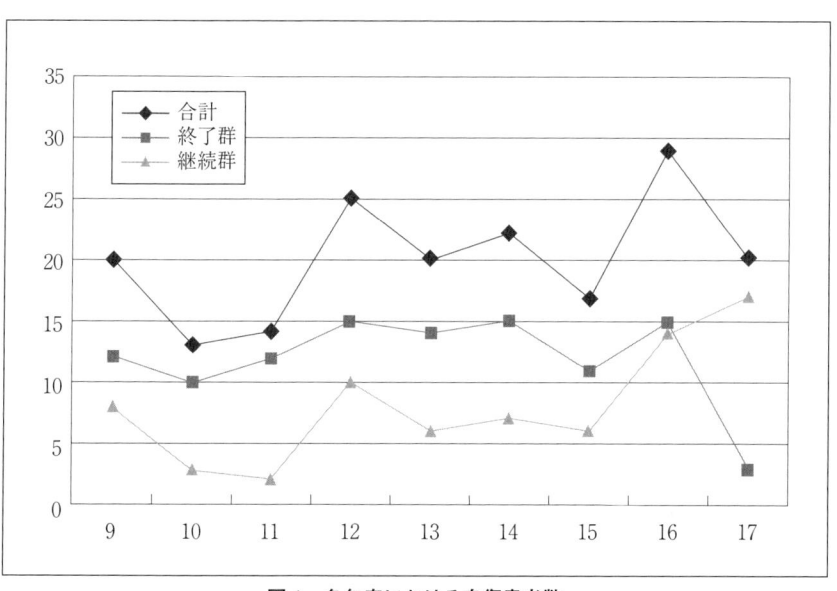

図1　各年度における自傷患者数

A群は107例（男性13，女性94）である。

B群は73例（男性11，女性62）である。

図3，4はそれぞれ治療終了群と治療継続群の年代別構成を示している。両群間に大きな差は見られない。22歳以下の患者が半数を占めていること，18歳以下が約25％，19歳から26歳までの患者が約50％，30歳以下で約75％を占めていることが図より明らかである。

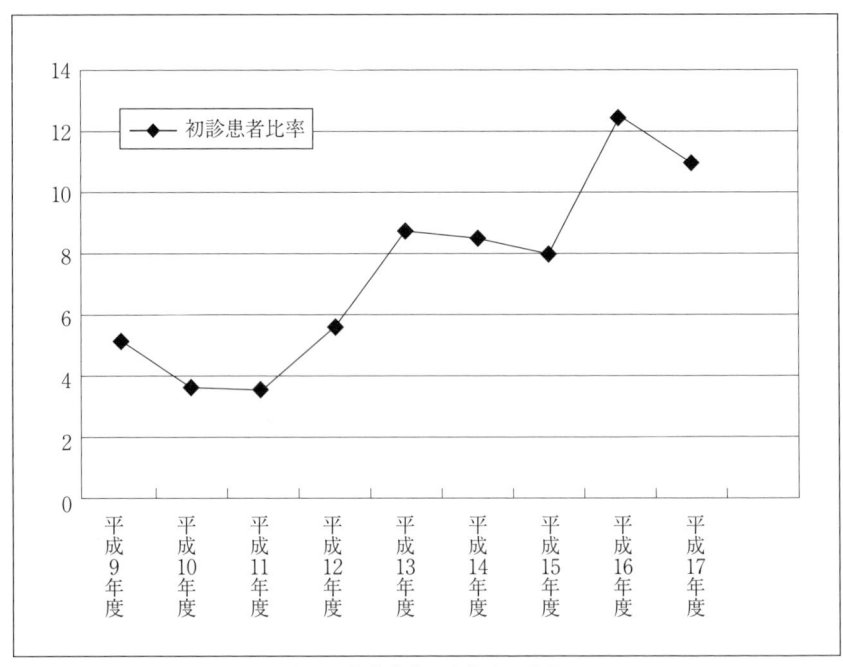

図2　自傷患者の各年度の比率

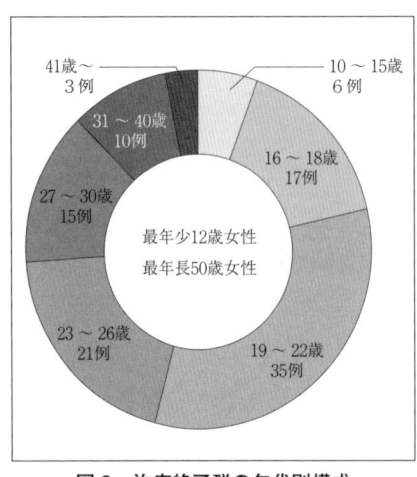

図3　治療終了群の年代別構成

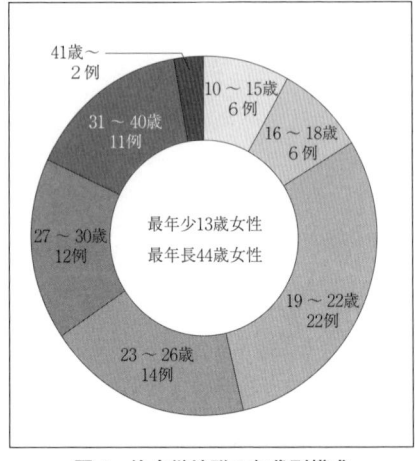

41歳〜 3例
31〜40歳 10例
27〜30歳 15例
23〜26歳 21例
19〜22歳 35例
16〜18歳 17例
10〜15歳 6例
最年少12歳女性
最年長50歳女性

図4　治療継続群の年代別構成

41歳〜 2例
31〜40歳 11例
27〜30歳 12例
23〜26歳 14例
19〜22歳 22例
16〜18歳 6例
10〜15歳 6例
最年少13歳女性
最年長44歳女性

3）臨床診断（表3）

臨床診断はDSM-Ⅳ-TRで行った。表3に示すように，BPD単独で90人と

表3 臨床診断

	終了群(107人)	継続群(73人)
統合失調症	3	1
気分障害	24	16
BPD	43	47
BPD+摂食障害	6	3
その他のPD	5	2
摂食障害	3	0
解離障害	5	0
その他	14	4
リストカット症候群?	4	0

表4 精神科疾患の家系内発現

	終了群	継続群
統合失調症	1例	4例
気分障害+アルコール関連	14	9
思春期・青年期関連	2	5
不安障害	0	1
その他	4	1
合計	21(19.6%)	20(27.4%)

半数を占める。パーソナリティ障害全体では106人(58.8%)である。気分障害が40人(22.2%)、診断不明が4人でリストカット症候群の特徴を持っていた。「何に困っていますか?」という質問に治療動機が不鮮明で4回未満の受診回数で治療は中断されている。大雑把にBPDと気分障害で75%を占めるといってよい。

4) 精神科疾患の家系内発現(表4)

患者の二親等内で精神科治療を受けた経験があるものを調査した。両群全体で41人(22.8%)の二親等内に精神科疾患が認められた。気分障害23人(12.8%)が最も多かった。

5) 生活史上の諸問題(表5〜8)

乳幼児期には車酔いが多く、全体で48人(26.7%)と突出している。継続群では終了群よりもいわゆる「手のかからないよい子」が多かった。

表5　生活史上の諸問題・乳幼児

	終了群（107人）	継続群（73人）
ひきつけ	2	6
よい子	7	14
爪噛み・指しゃぶり	6	8
喘息	8	5
車酔い	23	25
集団に入れない	5	5
母子分離の困難	10	11
その他	9	13

表6　生活史上の諸問題・学童期

	終了群（107人）	継続群（73人）
内的問題　悩み・リストカットなど	30	19
外的問題　家庭崩壊・いじめ	15	6
過剰適応（よい子）	8	12
合計	53(49.5%)	37(50.7%)

表7　生活史上の諸問題・思春期

	終了群（107人）	継続群（73人）
不登校・高校中退	38	27
短大・大学などの不適応	7	9
精神症状・リストカット	11	15
非行	4	1
その他（いじめ・虐待）	9	5
合計	69(64.5%)	57(78.1%)

表8　生活史上の諸問題・家庭環境

	終了群（107人）	継続群（73人）
両親の離婚（死別）	23(1)	13
父親の単身赴任	2	1
養育者の虐待	14	11
養育者の過干渉	1	9
養育者のネグレクト	7	12
核家族	76	52
崩壊家族	27	19
大家族	4	2

学童期になると，自分の性格や学業成績や友人関係などで悩むようになり，少数ではあるがリストカットが見られる。ただ，10歳未満のリストカットはいなくて，10歳前後の自我の芽生えの時期からリストカットが始まっている。過剰適応が継続群には多く見られる。

思春期に入ると，登校拒否や高校中退が問題化してくる。その値は65人（36.1％）と高く，3人に1人が学校不適応を起こしている。

家庭環境を見ると，離婚や両親不仲の崩壊家庭が46人（25.6％）と高い値を示している。両親の離婚を経験している者は36人である。大まかに4人に1人は両親が離婚しているといってよい。虐待とネグレクトは44人（24.4％）に確認された。

6）継続群の調査時の社会的身分（表9）

無職が32人（43.8％）と最も多い。学生14人で社会に出ている社会人と主婦とアルバイトを合計すると27人である。

7）治療の形態と内容（表10）

特別の治療を行っている者は少なく，ATスプリットで心理療法を併用している者は34人（18.9％）と約2割である。薬物治療を併用したマネージメントを中心とした精神科治療が大部分（77.2％）である。薬物治療は，抗うつ薬＞抗精神病薬＞抗不安薬の順に多い。気分安定薬として使った抗てんかん薬やリチウムの使用は41例（22.8％）と高く，いかに薬物治療に苦心したかが窺われる。

8）治療期間（表11，図5〜7）

治療終了群の平均治療期間は15.3カ月で男性のほうが27カ月と女性の2倍長い。治療継続群は平均40.2カ月と3年以上続いている。ここでも男性のほうが女性よりも1年以上長い。治療終了群を見ると，大雑把にいって，3カ月と18カ月とそれ以上で三分割できる。治療継続群では，36カ月がターニングポイントである。つまり，3年以上治療が継続しているものが半数に上るのである。

9）治療終了群の治療転帰（図8）

治療終結34人（31.8％），転院47人（43.9％），その他26人（24.3％）である。自殺が2人見られた。

表9 継続群の調査時の社会的身分

単位：(人)
- 社会人　　　12
- 主婦　　　　8
- 高校生・学生　14
- アルバイト　　7
- 無職　　　　32

表10 治療の形態と内容

治療形態	終了群	継続群
一般（マネージメント中心）	86	53
ATスプリット	19	15
一般＋集団療法	1	3
一般＋家族療法	1	2
薬物治療：抗不安薬	50	29
抗うつ薬	86	61
抗精神病薬	56	46
抗てんかん薬・リチウム	11(2)	25(3)

表11 各群の治療期間

治療終了群の平均：15.3カ月
　　最長：100カ月，最短：1カ月　　　男：27カ月　女：13.7カ月

治療継続群の平均：40.2カ月
　　最長：107カ月，最短：1カ月　　　男52.4カ月　女：38.1カ月

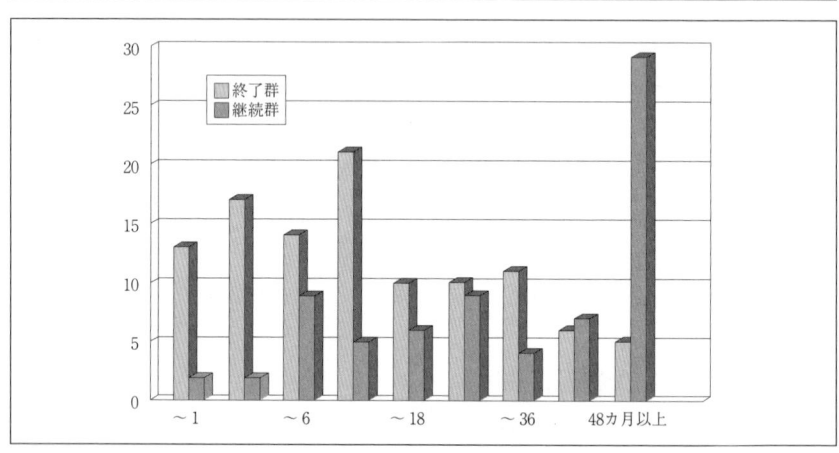

図5 治療継続期間

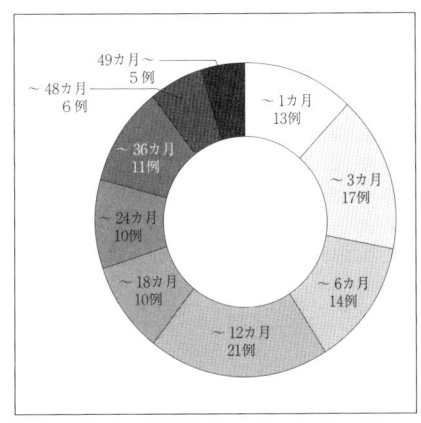

図6 治療終了群：治療期間

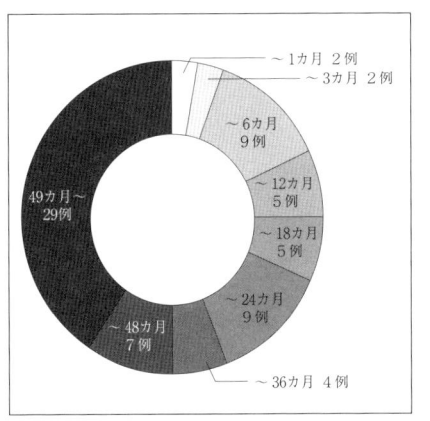

図7 継続群：治療期間

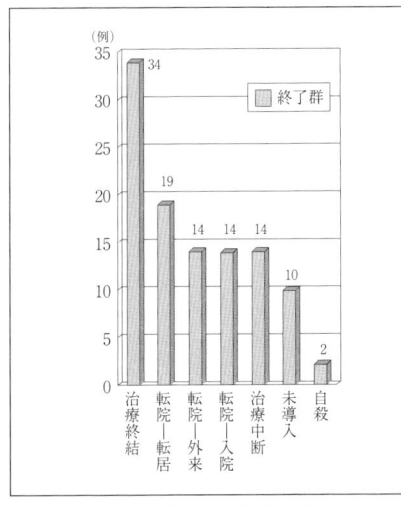

図8 終了群の治療転帰

10) 改善度（表12, 13, 図9, 10）

改善度は自傷の頻度と社会適応と精神状態の3つの観点から定義した。著明改善とは，1年以上自傷行為が見られないことと発達課題を達成し社会に適応して精神状態も安定している者である。中等度改善とは，自傷の頻度は半減し，発達課題を達成しているが，社会適応が不十分な者である。

治療終了群の図8と図9を見ると，治療終結は34人（31.8%）になるにもかかわらず，改善度は17人（15.9%）とその数が少ないのは，自傷の頻度と社会適応が終結時点で満たされないので中等度改善に入れているからである。改善度を見ると，不変・悪化が43.0%にも上る。その原因を調べたのが**表13**である。治療終了群107人の中で不変・悪化46人の診断を見ると，BPDが29人（63.0%）にも上った。治療が終了したBPD49例のうち，29例（59.2%）が不変・悪化のまま治療が終わっているのである。一方，継続群ではBPD50例のうち不変4例と少ない。BPD全体で改善度を見ると，99人中33人が不変・悪化である。3人に1人は治っていない。

表12 自傷の頻度

	著明減少 (1年以上ない)	半減	不変	悪化
終了群 (107例)	51 47.7%	18 16.8%	31 29.0%	7 6.5%
継続群 (73例)	43 58.9%	26 35.6%	4 5.5%	0 0%

表13 BPDの改善度：不変・悪化

```
治療終了群（BPD49例）
    不変(37)・悪化(9)46例の診断名
    1. 29例(63.0%)がBPD
        BPD(24)とBPD・摂食障害(5)
    2. BPD全体(49例)では49例中29例(59.2%)が不変・悪化
治療継続群(BPD50例)
    不変4例ともBPD
```

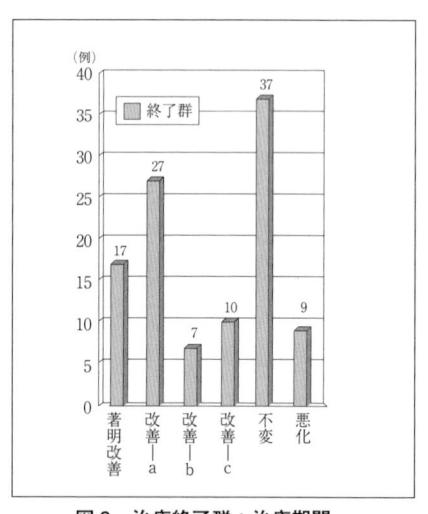

図9 治療終了群：治療期間 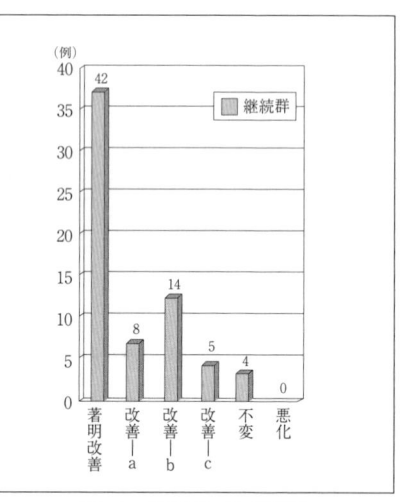　　　図10 継続群：治療期間

治療継続群の図10を見てわかるように治療が継続すると状態は改善され，自傷の頻度だけを見ると著明減少は約半数で中等度以上の減少は138人（76.7%）である。ただ，治療継続群を見るとわかるように，著明改善されても

治療は続いている。それは未だ社会に参加できずに治療で支えられているということを表している。

自験例180例のまとめ（表14～16）

調査項目ごとにまとめると以下のようになる。

①性差と年齢

自傷患者は若い女性に多い。86.7％は女性で初診時の平均年齢は23.8歳である。

②受診率の推移

自傷患者の新来患者数は全体の10％で開業当時の2倍に増加している。

③診断

BPDが全体の約半数で次に気分障害が22％を占める。

④精神科家系内発現

二親等内で22.8％に見られ，気分障害が多い。

⑤生活史

車酔いが約25％に見られ，学童的から悩み出して，思春期から学校に適応できなくなり，中学の不登校や高校中退が36.1％にも上る。

⑥家庭環境

家庭崩壊が25.6％と高く（両親の離婚は20％），養育では虐待とネグレクトが44人（24.4％）に確認された。

⑦治療

4人に3人は薬物治療を併用したマネージメントの精神科治療が中心で，ATスプリット治療は約20％である。決め手になるような効果を上げた薬物はなかった。

⑧治療の転帰

中等度以上の改善率が治療終了群57.0％，治療終結群94.5％で，治療が続くと改善度が上がる。治療の改善率の鍵を握るのがBPDの治療であることが判明した。

2．先行研究

筆者は上記の自験例の調査の3年前に同じ方法で平成9年5月から平成15

表 14　自傷患者 180 例のまとめ①

- 若い女性に多い
  16歳～30歳で80％以上を占める（86.7％は女性）
- 自傷患者の受診率は全体の10％を越す
  開業当時の約2倍
- 診断：約半数はBPD，次に気分障害22％
- 精神科疾患の家系内発現：22.8％

表 15　自傷患者 180 例のまとめ②

- 生活史：車酔いが約25％
  学童期から悩みだす約25％
  学校不適応が約半数（高校中退36％）
- 家庭環境：崩壊家族約25％，虐待35％
- 治療：マネージメントを中心とした精神科治療
  ATスプリットは約20％弱に適応
  薬物治療は抗うつ薬が多い

表 16　自傷患者 180 例のまとめ③

- 治療終了群107例
  転帰：終結32％，転院44％，中断13％
  改善度：改善57％，自殺2例
  自傷の頻度は著明減少が約50％
- 治療継続群73例
  改善度：改善94.5％，不変5.5％
  自傷の頻度は著明減少が約60％

年3月までの5年10カ月の間に受診した患者94例を調査したことがある。その一部は『第99回日本精神神経学会の研修コース』と『現代のエスプリ443 自傷―リストカットを中心に―』で発表してきた。その数は全体患者2,293例のうちの全患者のわずか4％にしか過ぎなかった。

　その結果を箇条書きに述べると，

　①若い女性に多い（女性83例男性11例で受診平均年齢は25.3歳）

②生活史は悲惨である。両親の離婚や別居が23例, 幼少期の虐待が確認された者は20例に上った。内訳は母親の情緒的無視（ネグレクト）8例, 父親からの身体的暴力5例, 性的虐待3例である。

③社会適応がよくない。中学時代の不登校6例, 高校中退18例である。つまり, 約25％の患者が思春期に学校に行けなくなり, 高校中退しているのである。

④月経上の困難を持っている者は約30％（23例／83例）に見られた。それが情緒不安定の結果起きたものかは明らかにならなかった。

⑤臨床診断は, 多くの患者が複雑多彩な症状を持ち, しかも状況によってさまざまな状態を呈するために困難例が多く, リストカット症候群をどのように臨床的に扱うかは難しかった。臨床的には約半数の45例がBPDと診断され, 次に多いのが気分障害で18例だった。統合失調症はわずか2例に過ぎなかった。

⑥自傷の程度を次のように定義した。1度は外科的処置を必要としない傷。2度は外科的処置を要する傷。3度は外科的処置のみならず傷が広範囲におよびかつ頻度が高いものである。1度31例, 2度47例, 3度16例と外科的処置を必要とするものが半数を超えた。

⑦治療の特徴として, 自傷患者は新来総患者のわずか4％なのに1日の受診者は約10％を占めている。自傷患者の受診率は高く, 1年以上通い続ける患者は半数以上に上った。つまり, 自傷患者は対象希求が強く, 治療者との人間関係を求めていると言い換えることもできる。

⑧治療の転帰を見ると, 治療に導入できなかった例6例, 中断12例（22.6％）, 転居や入院を含めた他院への紹介21例（40.4％）, 終結14例（26.4％）, 継続41例（43.6％）だった。入院の適応になった者は28例で治療期間中に約30％の患者が入院治療を必要とした。

⑨上記の結果を要約すると, 問題を抱えた家庭で育ち, 思春期に入って集団適応の失敗を繰り返し, 健康な自己愛が育っていないことが窺える。その結果, 対人関係の中で自分を誇れることがなく（居場所が見つからない), 駄目な悪い自分を手首に投影し傷つけるという力動（手首の人格化）が働いている, といえよう。ただ衝動コントロールの機能不全という公式では理解できない患者が

いることは押さえておくべきで，中には極めて冷静に自傷を繰り返している者がいる。また，基底感情は抑うつであるが，それは万能感の傷つきの結果生じる抑うつ感情であることが多い。患者の約半数はBPDと診断された。

3．治療成績の改善はどのようにして行われたのか

3年前の調査と今回の調査も同じような結果であるが，治療転帰に違いが見られ，終結例が5.4ポイント，転院率が3.5ポイントと共に上がり，中断率が8.9ポイント下がっている。筆者の期待通り3年間で治療成績は上がった。3年前の調査結果から治療成績が悪かった理由を考えると，自傷患者は，①集団適応の失敗を繰り返し，健康な自己愛が育っていないこと，②対人関係の中で自分を誇れないこと，③衝動コントロールの機能不全という公式では理解できない患者がいること，④BPDが半数を占めること，だった。特に，治療に導入できなかった患者と治療中断が多いことに強いショックを受けた。そのために治療継続率をアップさせる治療工夫を考えた。そうすることでBPDの治療成績も上るだろうと考えたのである。

1）3年前の調査時より中断率が下がった理由

3年前の調査の中断率33.2％（未導入も含む）と転院率40.4％という数字が筆者には耐えられなかった。転居による転院は仕方ないことだったが，まったく治っていなかったではないか，と愕然とした。再度，図1と図2を見てみよう。平成9年度から平成12年度までは筆者が1人で診療を行っていた。平成13年度から精神科医2人で診療をスタートさせた。即ち，精神科医が2人になったことで，筆者の新患予約制を実行できるようになったのである。それまでは予約外の新患も診ていた。BPDや自傷患者の受診率が増えたのも予約制が確立したことによる。自傷患者は対人関係が表面的で不安定なので，それだけに初診時の治療関係はその後の治療転帰を大きく左右させる。二人制になってゆとりをもって初診時の診療に集中できたことが大きかったといえる。

2）自傷患者の治療の工夫

次に，何はともあれ治療を継続させることを治療目標にした。そのために，以下の4つの治療工夫を行った。

①自傷患者の現実生活の自己愛の傷つきに思いを馳せる

3年前の先行研究で明らかになったことは，自傷患者の4人に1人が高校中退という現実である。個性よりも皆と同じであることを求める日本人にとって「普通の」生活を送ることができないという現実は患者の胸に重くのしかかる。しかも彼らの生い立ちを見ると眼を覆いたくなるような家庭環境で育った患者が少なくない。

　これらの事実が，治療を担当している筆者の治療姿勢にどのような影響を与えたかというと，端的に述べるなら「微妙なバランス」あるいは「弁証法的」，「パラドキシカル」と形容される治療姿勢へと結晶化していった。最近では『源氏物語』の作者紫式部の書き方に倣って，「主観と客観を行き来する」姿勢と呼んでいる。これらの治療姿勢はいずれも患者の分裂思考（スプリッティング思考）に風穴をあけることを狙ったものである。患者の心はもともと矛盾を抱えられないために，治療者が「白」といえば患者は「黒」，治療者が「黒」といえば患者は「白」を主張するので，治療関係が一向に深まらないのである。そもそもは「白」も「黒」も患者の心の中に分裂したまま混ざり合わずに同居しているために患者は自己がまとまらずに成長がストップしたままである。それを治療者と患者の関係に移動させて治療的に扱うという工夫である（詳しくは，第3章から折に触れて述べることになる）。

　次に「普通人コンプレックス」という概念を再評価したことである。この言葉は牛島定信先生のスーパービジョンで先生が何度か口にされたものである。今となっては記憶が曖昧なのだが，それを筆者なりに，次のように概念化した。「普通の子」という言葉は，中流家庭に育ち，どこにでもいる，他の子どもと比べても特に変わったところもない，特別な能力も持っていない，子どもと定義できよう。そして現代の子どもたちの外的世界は学校と家庭と塾などの3つの世界しかない。この3つの世界はいずれも大人たちに管理されている。大人の管理は，子どもたちの遊びに満ちた外的世界と内的世界の中間領域を狭め，気づかないうちに内的世界を侵食してしまう，という恐ろしい結果をもたらす。子どもたちは個性よりも「普通であること」を重んじ，そうでない自分に強く劣等意識をもち，羨望，妬み心を増長させ，現実生活を回避するパターンをパーソナリティ化させるのである。それを一気に挽回しようと，無謀ともいえる企てをしては挫折し，引きこもり生活の中で，憧れと嫉妬に苦しむのである。彼

らの密かな願いは「普通」であることだが，実はそれは「超人」を追い求めた万能感に満ちた子どもっぽい願望である。だから彼らは一向に現実生活に船出できないまま入江に碇を下ろし続けるだけなのである。つまり，「普通の子」という超人を目指していることは，没個性と超人の相反する願望がスプリットしたままということである。それは後に中島敦著『山月記』の「臆病な自尊心」と「尊大な羞恥心」へと概念化した。

　以上のことから，患者の自傷行為の背景にはこうしたジレンマがあるということを理解し共感することが治療者の基本的な治療姿勢になった。客観的には，現実生活で傷つくと自傷行為に走るということは，衝動コントロール不良，傷つきやすい，未熟な行動化，と考えられるが，彼らの置かれている現実に立って彼らの心を想像すると，つまり主観的には自傷行為を認証（validate）できるのである。その主観と客観が一致するときにしみじみとした気持ちになることが患者にとって心理的援助になると考えたのである。

　②薬物治療の工夫⇒Ⅰ軸障害の改善
　次に，薬物治療の工夫が挙げられる。先行研究では調査しなかったが3年後の調査項目に加えたものに薬物治療がある。
　ａ．抗不安薬の投与を控える
　それは抗不安薬で患者の衝動コントロールを悪化させるという事実を目の当たりにしたからである。その反省もあって，彼らに抗不安薬の投与を控えたが，それでも表10に示すように，約44％の患者に投与している。エチゾラム，ブロマゼパム，アルプラゾラムが三大禁忌薬でロラゼパムは比較的使いやすかった。
　ｂ．自傷患者の「うつ」を考える
　自傷患者はしばしば「落ち込む」という言葉を使う。自傷患者だけでなく，一般に，多くの人々が「落ち込む」「凹む」「ショック」といってこの言葉を使う。患者に「落ち込む」「憂うつです」といわれると，精神科医である筆者はまずうつ病の「うつ」を想定するので，対処方法がワンパターンになりがちになる。そうならないように自傷患者の「うつ」を考え直してみた。
　日本語の「うつ」は器の「うつ」が語源で，中身がない，空っぽという意味である。大切なものを失って空っぽになった心理状態をあらわす。筆者が，そ

のことを知ったのは小中学生のころだったと記憶している。筆者の母親は生まれたばかりの子どもを次々に亡くして毎日泣いてばかりいた。いわゆる，うつ状態であった。不憫に思った祖父は母に「泣くな，娘よ。親より先に死んだ子どもは親不孝をしたのだから，死んだ息子を恨め」といったという。それを何度も母親に聞かされて筆者は育った。

　筆者が精神科医になってフロイトの精神分析を学んでいたときに，フロイトの考えと祖父のうつ撃退法とが似ていることに気づいて，祖父の「死んだ子を恨め」という意味がストーンと腑に落ちた。フロイトは「うつ病者は対象と自己愛的に同一化していて，失ったときに，対象を責めるのではなく，つまり同一化した自分自身を責め続ける」のだと説明した。責め続けるとは怒っているわけである。うつ病者の嘆きを傍で聞いていると，聞き手は自分が責められているような感覚に陥るものなのだが，そのからくりをフロイトは上記のように説明した。対象には愛する人，執着しているモノ，故郷，夢，理想，理想像などが挙げられる。一代で築きあげた会社や社会的地位もその対象になりえる。

　日本語の「うつ」も大切なものを失って空っぽになったという意味があり，フロイトの「うつ」とも共通する。そして，対象喪失のときに，私たちがどのような感情を抱くかというと，怒りと悲しみである。うつ病を治す際に，フロイト以上にこの怒りを取り上げたのは更年期うつ病の治療に当たったわが国の臨床家たちである。更年期うつ病に激しい「怒り」を感じ取り，三環型の抗うつ剤に抗精神病薬（ハロペリドール）を加味するという工夫をしたのである。

　ところが，自傷行為を繰り返す患者の話に耳を傾けていると，患者自身はしばしば「憂うつ」と表現するが，それはうつ病の「うつ」とは明らかに違っていることに気づいた。「悲しみ」よりも「怒り」の感情の比率が高いのである。そのためかどうかは知らないが，彼らの訴える「うつ」には抗うつ剤はほとんど効果がなかった。むしろハロペリドールの少量の方が奏効したのである。

　③自傷患者の「うつ」を心理的に扱う——「劇化」

　次に，治療者と患者との間で起きる「怒り」の扱い方に工夫を凝らした。精神療法では患者と治療者との間に生じる陰性感情を重視する。しかし，自傷を繰り返す患者の場合，転移状況を舞台に感情を開放していくという治療では行動化が激しくなり治療が泥沼化しやすいので，「蓋をする」治療的接近（詳細は

第4章「解離と自傷」を参照）の方がベターだと考えている。というのは、自傷患者は他者に対する陰性感情を、心から意識しないように追い出そうとしているか、あるいは言葉にすることができない人が多いので、つまり他者との関係で緊張を感じると「自分が悪い」と思うことでその不快な感情を処理する傾向が強いため、頼りにしている治療者への陰性感情を呼び覚ますやり方は危険なのである。それは患者を翻弄し、退行現象を深めるだけに終わってしまうことが多い。

そのために筆者は「私は悪い子」空想に着眼した。自傷患者が治療者に対する陰性感情を自分に向けるその瞬間を逃さないのである。予約外の患者のために、診察時間が大幅に遅れても不平・不満一ついわない自傷患者がいる。それが彼らの美学であり生き方でもある。その時に、感情を言葉にさせるより、自傷患者の場合、むしろ感情の処理の仕方に力点を置くようにするのである。たとえば、「今日は混んでいてご迷惑をかけました」と謝罪する方が患者の生き方を尊重するし、それは彼女の自己愛を損なうことがないので治療的だった。治療の失敗を謝罪することは何ら恥ずかしいことではない。逆に、依怙地になって謝ろうとしないのは、何度も子どもに迷惑をかける両親の再現になる。それを専門的にはエナクメント（再演）とも呼ぶ。

本当は治療者（親）が悪いのに、「私が悪い」と思う患者に対して、「劇化」を通して治療者と患者が転移を経験し、理解されるという体験を持つことが重要になる。治療者が患者に振り当てられた役割を受け入れたことの解釈として謝罪し、これを通して、患者の自分に対する憎しみ、つまり抑制的な生き方である「美学」は、治療者への憎しみとして表現され、これに手ごたえが与えられるのである。と同時に、治療者の謝罪は患者が自分に振り当てていた役（転移）を治療者が演じることで治療者が「劇化」の舞台から降りることを意味し、解釈として機能（脱錯覚化）するのである。

④二種の自傷行為

自傷行為の中には故意に、つまりある確かな意志をもって積極的・能動的に行われる場合とやむを得なく行われるという消極的・受身的なニュアンスを感じる場合の2つがある。前者は自分を傷つけた対象への怒りや憎しみを表す、心的苦痛に打ち勝つために身体に苦痛を与える、感情のコントロールを発揮す

る，ためなどである。一方後者の場合は，高まる不安や緊張感，離人感などの不快感から逃れるためであったりする。後者は衝動コントロール不良，前者は強迫機制が働いている。前者の場合，カッターの先端で皮膚の表面を引掻くように何本も格子状に整然と傷つけることが多い。所々出血している箇所がある。それを彼らは冷静にやっている。中には倒錯的に自傷を行う患者もいる。「嵌っている」と表現する方が適当である。

当然，薬物治療も異なる。前者では薬物治療は効果がなく，後者では気分安定薬（リチウム，バルプロ酸，カルバマゼピン）や先述した少量のハロペリドールが奏効するときがある。

⑤未熟な防衛機制を扱う

先に，自傷患者の対人関係の特徴は「表面的」と述べたが，その意味するところは次のようなことである。彼らの多くが「私は悪い子」と考えることで感情の処理をしているので，治療者に自己主張し，2人の間でパーソナリティがぶつかり合うことが少ない。すなわち治療者の影響を受けないようなパーソナリティが特徴だといえる。また，第3章から述べるように，彼らの病的パーソナリティ構造を改築させるには未熟な防衛機制を積極的に扱う必要がある。スプリッティングは「微妙なバランス」，「弁証法的態度」といった治療姿勢へと発展し，投影同一化は「一人二役」論として概念化した。いずれも本書のキーワードの一つである。

⑥社会適応能力を高める治療はないか

自傷患者の社会適応はよくない。中学時代の不登校と高校中退は65例（36.1％）。短大・大学の不適応を加えると81例（45％）の高い値である。つまり，約3人に1人が思春期に学校に行けなくなり，高校中退しているのである。この事実を放っていては患者は救われない。患者の内的世界，パーソナリティ構造を心理的に扱うことも重要だが，精神療法的かつ集団適応のための集団体験の重視と就労支援は欠かせない。

治療がうまく進展すると自ら社会に出て行く患者もいるが，引きこもりの中で安定する患者も少なくない。マックグラシャン（McGlashan, T.H., 1986）が「親密な対人接触から遠ざかることで安定した一群」を報告しているように，筆者（2000）のBPDの自験例26例では引きこもりが25％に認められた。彼らの特徴

は，幼いころより集団適応が苦手で万能的な空想を好み，現実から遊離した生活を送っているので，集団精神療法は効果がなく，むしろ治療の一時期，彼らの引きこもりを保証し，かつ上述した「臆病な自尊心」と「尊大な羞恥心」のキーワードを手がかりに，個人精神療法の中で自尊心の修復（万能感の脱錯覚化過程）が重要であると指摘した。それから数年後，やはり彼らはそのまま引きこもり続けていた。

その治療的工夫の1つが第3章で述べている就労支援である。社会適応を何度も失敗している患者はワーキングメモリの容量が少ないという事実を突き止めた。ならば，優っている脳機能の助けを借りる，あるいは劣っている脳機能を駆使しない職種に就くなどの助言ができる。視覚情報処理の苦手な人がタクシー運転手に不向きであるように，コンビニの仕事も向かない。処理速度の遅い人はマイペースでできる仕事を選び，聴覚長期記憶に難がある人は仕事の内容を覚えるときにメモをすることで補う，などなどの援助ができるのである。現在，就労移行支援事業を計画しているところである。

⑦変わらないもの

そして，変わらずに続けていく治療方針も大切にした。それは自己記入式質問表の使用を避けることである。このツールはとても便利で診察時には把握できなかった情報を後にそれとなく教えてくれる。あるいは見落としを回避して患者を全体的に診ることを助けてくれる。しかし，便利であるがゆえに困ることも発生する。何年か経つと治療者の診察技術の腕はきっと落ちているに違いない。また，質問表に記載されていないことには目を向けなくなる可能性も起きるだろう。もっとも困るのは，患者の困っていることに1つ1つ丁寧に対応していく作業の邪魔になることである。「今・ここで」の患者との間で何が問題になっているのかに集中できなくなるからである。

DSMの使用もできる限り避けるようにした。症候学的所見に集中すると，精神科医である筆者は患者を心理・社会・生物学的に診ることができなくなって薬物治療に偏ってしまうのを危惧した。患者はどこで生まれ，どんな家庭環境で育ち，何に夢中になって青年期を送ったのか，などアイデンティティ形成や情緒発達を物語化する視点を失って，「脳内科医」の専門家に成り下がってしまうのが嫌だった。精神科医のプライドを守るためには自己記入式質問表とDSM

を避け続けることにしたのである。

4．自傷患者の臨床的特徴
　以上のことを踏まえて自傷患者の臨床的特徴を描いてみたい。
1）育った環境
　自傷患者の育った環境を見ると，自傷と虐待の関連の論文が多く，ハーマンやコルクら（Herman, J.L. & van der Kolk, B.A. et al., 1989）は自傷患者の70～90％は幼児期のさまざまなトラウマが存在したと報告している。筆者の研究でも自傷患者の育った環境は痛ましいものが多かった。
　精神分析関連の研究では自傷と対象喪失に関する研究が多い。親や重要な他者の喪失が自傷行為に先立ってみられることを指摘している（Asch, S.S., 1971）。ウォルシュ（Walsh, F., 1977）は，さまざまな子ども時代の喪失体験と自傷行為との関連について研究し，非自傷患者に比べて有意差が認められた喪失体験は，里子に出された体験，乳児院などでの集団養育を受けた体験，両親の離婚であった。これらの喪失体験は永久的な別離・喪失体験ではなく，「未練の残る」形式の喪失体験であって，子どもには受け入れがたいものである可能性があると指摘している。
　また，ローゼンタールら（Rosenthal, R.J. et al., 1972）が幼少期の病気や外科手術の体験が患者に自分の身体を否定的にみなすきっかけになると指摘したように，臨床的には「私の身体は醜くてうんざりする」という声をよく耳にするが，筆者の研究では明らかにはならなかった。
2）生立ちと性格形成
　精神科治療は患者と治療者の間の生き生きとした感情交流にあることはいうまでもないことだが，自傷患者の場合，患者と治療者の間に起きる関係に偏りが見られワンパターン的である。それは彼らの性格に起因している。彼らは自分の感情を他者に向けることができない者が多い。自分の感情を出すと，嫌われるのではないか，見捨てられるのではないかと怖れ，また本当の自分が良くわからないがゆえに自分の感情を引っ込めていると彼らの多くが説明する。自分を出すことよりも引っ込めることが長い間の習い性になっている。こうした性格（思考パターン）のために他者にとっての自分の存在を考えるようになる

思春期は，身体的な本能の揺さぶりをかけられることもあって，彼らにとっては心理的危機状況にある。

①大人になるということ

ここで，子どもが大人になる思春期の観点から「発達課題」を考えてみたい。思春期になると，意見の相違を自他に対して明らかにしていくのが重要な課題になる。つまり，個人と共同体という2つの存在の間には抜き差しならぬ矛盾が横たわっていて，大人になるということは，その矛盾をあえて引き受けていかねばならない。たとえば，「家でCDを大音量で聴きたい」と欲すると，隣近所に迷惑をかけてしまうので，我慢しなければならない，けれどもそれは嫌だ！　内面のみに気を奪われていてはいけないし，周囲の空気を読んでばかりでは自分がなくなるというジレンマに陥って，その解決を思春期の間に身につけていくのが「思春期の課題」である

それには大人側に2つの対応，①自己主張型と，②協調型を必要とする。自己主張型の子どもを育てるためには，大音量でCDを聴いている子どもに対して親は子どもと「対峙」しなければならない。「己を貫くと周りが迷惑する，けど，己を殺すとつまらない。さーあ，どうするか」と対峙するのである。一方，協調型の子どもを育てるためには，子どもが文房具を万引きしたと知ったとき，大人は子どもの立場に立って子どもの心を想像する。「以前から，万年筆が欲しいと言ってから，不景気でボーナスが少なかったのをあの子はあの子なりに気にしていたのかな」と考えると，子どもを叱るのではなく，しみじみと子どもの心を感じることができる。

ところが，自傷患者の場合，親機能が働いていないために，この自分の感情を言葉にする場を保証されていないし，親から共感される体験が少ない。そのため，彼らは自分の感情を認知しそれを自分の言葉で語ることができない者が多い。と言っても自分を語る言葉をまったく持っていないかというとそうではない。中には詩を書き，形而上学的な問題を文章にする者も少なくない。それも優れた文章である。それなのに彼らは対人関係の中で自分を語ることができないのである。

何故なのか？　彼らはある感情が高まってくると頭の中が真っ白になり「どうしたらよいのかわからなくなる」という。パニックになっておたおたしてしま

うと描写する人もいる。人と関係を持つと途端に苦しくなって距離をとってしまうという対人関係を長い間続けているうちに本当に自分の感情を他者との間で経験できなくなっているのである。自傷患者は自分の感情を人の前では引っ込めてしまうので治療の中でも生き生きとした感情交流を体験できないのである。

②3つの性格形成過程

診断と心理療法の方針を立てるのに便利な性格形成過程を3つにタイプ化した。

 a．体質的要因その1

幼いころから，攻撃エネルギーの強さ，発達に不ぞろいが見られる子どもたちである。知的・言語表現能力は優れているが運動音痴，手先の不器用が見られる，あるいは逆に運動能力は優れているが言語表現能力や感情をコントロールできずにしばしば癇癪を起こすなどの環境に適応するのに下手な子ども。多くの子どもが適応に不器用なために環境側とさまざまな衝突を起こし，その欲求不満の解消が衝動発散という社会化されない性格を増長し，環境側は子どもを常識に沿って育て，彼らに「あなたが悪い」，「我慢しなさい」と無理を強いてしまう。子どもは親の指示に従えないために，迫害的かつ衝動発散的な性格傾向を増長し，幼稚園や小学校過程でも同様のことが起き，種々の不適応を経験する。この不適応は環境側の「自分をコントロールできないあなたが悪い」というパターン化された思考を植えつけ，怒りを自分に向ける傾向を育てていくのである。

治療方針は，彼らの体質的な攻撃性を環境側がコンテインする過程の中で，攻撃性を抑える，引っ込めるなどの方法を強いるのではなく，社会に受け入れられやすい自己主張という形への変形が求められる。

 b．体質的要因その2

上記とは違って，環境適応に優れるあまり，偽りの自分を肥大させていく，いわゆる「手のかからないよい子」タイプ。環境に上手に適応できるために，自分が嫌われないように，または愛されるような振る舞いに長けてしまう結果，自己主張を当然の権利としてできないだけではなく，他人に合わせてしまい自分を失くしてしまう。嫌われないようにという一点に自己を焦点化させるため

に狭い生き方しかできなくなってしまい，思春期になって自分を問われたときに，「自分がない」という空虚感に悩まされるようになり，過剰適応の無理は自傷行為へとつながってしまう。ウィニコットは「偽りの自己」の肥大を環境要因に求めているが，筆者は彼らの環境順応性に優れている点に病因を考えている。次に呈示する症例は治療終結例で掲載の許可は得ていないので個人を特定できないように修正を加えている。

【症例】何でもできる私だったのに

　彼女が当院を受診したのは高校生のころだった。彼女の自傷は一風変わっていて抜毛と皮膚をつねる，腕に爪を立てるというものだった。そのため腕の傷跡には色素沈着を伴っていた。自傷行為以外に摂食障害（過食と拒食）があり，受診時は34kgしかなかった。そのために無月経，背部のうぶ毛，低血圧，便秘などの身体症状にイライラを伴う抑うつ状態を認めた。病前性格は柔軟性のない考え方で完璧主義という。彼女は自分のことを意地っ張りで見栄っ張りと描写した。自分が人よりも劣っていることを認めることはとても辛い体験だったという。

　彼女は幼少のころより何でもできて，足も速く，手先も器用で，歌も踊りも上手な利発な子だった。絵でも書道でも一番うまかった。幼稚園から英才教育を受け順調に成長した。両親にとってはこの上ないよい子で母親の期待を一身に集めていた。そんな彼女に不幸が訪れたのは小学校高学年のときだった。成績が思うように伸びなくなったのである。そのため小学生の限度を越えた勉強を自分に課するようになった。しかし努力にもかかわらず破綻が生じたのは中学2年のときだった。他の級友に成績で一番の座を譲るというできごとが起きたのである。彼女は打ちのめされてどん底に落ちた。そして，うつ状態を呈してすっかり元気をなくした。彼女は現実を受け入れたくなくて，腕にツメを立てたり，髪の毛をつかんで引っ張るなど，自分の身体を痛めつけて泣いた。

　進学校で有名な高校に入学した彼女は，ある教科で思うような点数を取れないために，高2の夏休みには思い切って海外に留学した。そのときのホームステイでお世話になった家庭料理が口に合わず拒食状態に落ちて1カ月半で帰国することになった。その年の冬休みから彼女は「受験モード」に入り，1日の睡眠時間は4時間になった。それから拒食は進み，翌年の冬休みには抑うつ状態に陥り，精神科クリニックを受診

することになった。しかし治療がうまくいかず2カ月後に当院を受診することになったのである。

1年3カ月後には過食に転じ，体重も増え始めるとともに気分の浮き沈みも激しくなり，皮膚をつねる，ツメを立てるといった自傷行為も出現した。そして秋に繁華街で万引きをした。これは家族に大きな衝撃を与えたと同時に治療の展開にもなった。母子密着が問題になって，それから彼女は一人で受診するようになったのである。翌年の春には予備校に通い，上記の病歴の再構成を行って，3年後に念願の大学に入学して治療は終わった。体重も53kgと回復し月経も再開した。

　c．環境的要因

いわゆる一部のボーダーラインに見られるような，幼少のころからの虐待を受けて育つ子どもたちの性格形成。養育者から性的あるいは身体的な虐待を受けて育つ子どもは，虐待を受ける自分が悪いという思考を固着させてしまう（詳細は第4章に譲る）。

3）臨床診断

自傷行為で受診する患者の半数はBPDと診断される事実は軽視できない。BPD治療でも，自傷を伴う場合と伴わない場合とでは治療の転帰が違ってくる。自傷を伴うBPD患者の場合，転移感情が治療者との間でイキイキと交流できないために，怒りの感情を治療者にぶつけることが少なく，治療経過も自傷を伴わない患者とずいぶんと違ってくる。このことは後に触れるように，後者の方はリミット・セッティングによく反応するし，生き生きとした感情交流が可能なので，治療も波乱に富んではいるが治療期間も短期で済み，治療の結果もよい。詳しくは，第3章の境界性パーソナリティ障害の外来治療で述べるので，ここでは割愛する。

4）自傷患者の外来治療の工夫

上述してきたように，自傷患者は信頼できる治療関係を築くのに時間がかかる。彼らは心の中に生じる感情や気持ちを相手に伝える言葉を欠いているために，情緒的な人間関係を持つことが難しいからである。その上に，家庭内はごたごたしていて大人に信頼を寄せることができない。しかも彼らは，過去に自己を否定された経験とそれを「自分が悪い」と思うことで防衛する「私は悪い

子」空想の中で生きている。そして感情生活は「怒り」で彩られ，喜び，楽しみを生き生きと体験できないでいる。それは一般にアンヘドニアと形容される。しばしば彼らは「憂うつ」と表現するが，それは自己否定感情に直面したときの「怒り」に耐えられない心理状況を物語っている。他者を攻撃するくらいなら自分を攻撃するのがずっと彼らにとっては楽な方法である。そのために，治療は，『自己否定』に潜む『怒り』の感情を扱うのが治療の基本になる。その扱い方は，まず患者のニーズを直感的に読み取り，それを提供することで主観的万能感を数カ月間復活させ，その後，小さな治療の失敗の劇化を共に体験することで自分に向けられていた「怒り」を妥当なこととして体験させるのである。

参考文献

Asch, S.S.：Wrist scratching as a symptom of anhedonia：A predepressive state. Psychoanalytic Quar 40；603-617, 1971.
Gardner, A.R. & Gardner, A.J.：Self-Mutilation, Obsessionality and narcissism. Brit J Psychiat 127；127-132, 1975.
Grunebaum, H.U. & Klerman, G.L.: Wrist slashing. Am J Psychiatry 124(4)；527-534, 1967.
Gunderson, G.J.: Borderline Personality Disorder. A Clinical Guide. American Psychiatric Publishing, Inc., 2001.（黒田章史訳：境界性パーソナリティ障害—クリニカル・ガイド. 金剛出版，2006）
Herman, J.L., Perry, J.C., van der Kolk, B.A.: Childhood trauma in borderline personality disorder. Am J Psychiatry 146；490-495, 1989.
川谷大治・牛島定信・鈴木智美他：福岡大学病院における境界例診断の変遷と治療について．精神神経学雑誌92(11)；830-837, 1990.
川谷大治：精神科診療所で心的外傷の治療は可能か．精神療法24(4)；349-352, 1998.
川谷大治：境界人格障害とひきこもり．精神療法26(6)；564-572, 2000.
川谷大治：精神科臨床におけるウィニコットの活用．現代のエスプリ別冊（妙木浩之編）ウィニコットの世界．至文堂，2003.
Linehan, M.M.: Cognitive-Behavioral Treatment of Borderline Personality Disorder. New York, Guilford Press, 1993.（大野裕監訳：境界性パーソナリティ障害の弁証法的行動療法—DBTによるBPDの治療．誠信書房，2007）
Linehan, M.M.: Skills Training Manual for Treating Borderline Personality Disorder. New York, Guilford Press；pp.527-534, 1993.（小野和哉監訳：弁証法的行動療法実践マニュアル—境界性パーソナリティ障害への新しいアプローチ．金剛出版，2007）
Rosenthal, R.J., Rinzler, C., Wallsh, R. et al.：Wrist-cutting syndrome；The meaning of a gesture. Amer J Psyciat 128(11)；1363-1368, 1972.
Soloff, P.H., Lis, J.A., Kelly, T. et al.: Self-mutilation and suicidal behavior in borderline personality disorders. J Personality Disorders 8(4)；257-267, 1994.

Walsh, F.: The family of the borderline patient, In Grinker, R.R., Werble, B.(Eds.): The Borderline Patient, New York, Jason Aronson, 1977.
Winicott, D.W.: Maturational Process and Fascilitating Environment. London, Hogarth Press, 1965.（牛島定信訳：情緒発達の精神分析．岩崎学術出版社，1977）

本章は以下の論文や研究会で発表した内容を加筆修正したものである．
第13回福岡・こころのケア研究会：自傷患者のうつ．2006.
第401回北九州精神科集談会：リストカットの扱いかた．2006.
第102回日本精神神経学会研修コース：思春期の自傷行為．2006.
柏原中学校地域懇談会：子どもは誰のものか―「叱る」から「対峙」へ．こころの科学142 臨床現場に学ぶ叱り方．88-92, 2008.

Section 3
境界性パーソナリティ障害と自傷

I　境界性パーソナリティ障害の診断と治療

　第2章で自傷患者の治療成績を上げるには「境界性パーソナリティ障害（以下，BPD）」治療をいかに成功させるか，と結論づけてさまざまな治療の工夫を試みてきた。その成果を本章で述べる予定であるが，ちょうどこのころ，牛島定信先生（当時，慈恵医科大学教授）を班長に2002年度から6年間厚生労働科学研究事業の一環として「境界性パーソナリティ障害の治療ガイドライン作成」の共同研究がスタートして，筆者は「外来治療」を担当するという幸運にも恵まれた。

　ところが，2000年以来，筆者のBPDの概念はいよいよ境界不鮮明になっていた。まるで「帚木」のように，そこにあるかと思って近づくと，見えなくなるのである。最初の混乱は軽度発達障害の概念の登場だった。次いで，BPDが短期間に劇的に寛解するというアメリカの報告が相次いだことである。仰天したのは治療半年でDSM-Ⅳの診断項目を満たさないので「寛解」に至ったというアメリカの報告だった。この2つで筆者のBPD概念は崩壊してしまった。2000年以前には，自傷行為を含む行動化の華々しい摂食障害をどう診断するかという疑問があった。そのときは，カーンバーグ（Kernberg, O.）のBPO（境界パーソナリティ構造），つまり，症候学的診断をパーソナリティ診断が裏打ちするような形でなんとか納得したような気分になっていた。ところが，今度はそうはいかなかった。DSMではBPDと摂食障害の2つの診断名を併存させるという離れ業を使うが，まだそのやり方に慣れない。以来，BPDとは何か？　と問い

直す作業を続けてきたのである。

1. 境界性パーソナリティ障害とは何か
1) パーソナリティ障害とは

　人となりをあらわすpersonalityは人格（後に，パーソナリティ），characterは性格，temperamentは気質と訳されている。DSM-Ⅳ（2000）によると「パーソナリティ障害とは，その人の属する文化から期待されるものから著しく偏り，広範でかつ柔軟性がなく，青年期または成人早期に始まり，長期にわたり安定しており，苦痛または障害を引き起こす，内的体験および持続的様式である」ので，長期にわたって特徴的な性格傾向が短期間でしかも劇的に改善するというアメリカの報告には戸惑った。ガンダーソン（Gunderson, G.G. et al., 2003）らの研究によると「約10%のBPD患者が6カ月という短期間に劇的に寛解し，それは2年後のフォローアップ面接でも18例中1例の再発を除いて寛解を維持していた」という。詳しいことは後に述べるとして，筆者の経験でも短期間にBPDが改善する症例は数多く経験したが，それは患者が現実生活で困難な状況に陥った結果，退行して，DSM-Ⅳの診断項目を満たすようになったに過ぎないだけ，と考えて彼らをBPD以外の病名に変更していた。筆者は環境調整やⅠ軸障害の改善によって容易に退行から回復する患者をBPDとは考えないし，DSM流に診断項目を満たさなくなったから「寛解」したとはいいにくい。

2) 境界性パーソナリティ障害の病因

　なぜなら，BPDは必ずしも「青年期または成人期早期に始まる」のではないからである。筆者ら（1990）の福岡大学病院精神神経科を受診した108例の境界例の後ろ向き研究によると，表1に示すように，幼少期からその体質的問題からパーソナリティ発達上の問題および環境側の問題が発生していた。5歳未満では，境界例群，神経症群，統合失調症群の順で問題が有意（$p < 0.05$）に多い。ところが潜伏期に入ると（6歳～10歳），境界例群の場合，他の疾患群が潜伏期以降15%と減少しているのに対して，引き続き42%に何らかの問題が生じているのである（$p < 0.01$）。この傾向は前思春期以降から成人期早期まで続く（$p < 0.01$）。つまり，境界例群では精神医学的な問題を抱えて成長している症例が多いといえる（詳細は，筆者（2000）の「境界人格障害の男女差」を参

表1　生活史上の諸問題の有無（問題あり）

	境界例群	神経症群	統合失調症群
0〜5（歳）	51件(47.2%)	39件(39%)	25件(25%)
6〜10	46件(42.6%)	15件(15%)	15件(15%)
11〜13	52件(48.1%)	6件(6%)	6件(6%)
14〜18	57件(52.8%)	21件(21%)	22件(22%)
19〜	21件(19.4%)	30件(30%)	29件(29%)

照）。

　パーソナリティ障害が一夜にして出現されるわけがないと筆者は考えていたし，牛島（1991）が「BPDは（情緒）発達障害という視点は最大公約数的承認を得ているといってよいだろう」と指摘した通りだと考えた。そしてBPDの病因は，体質要因を強調する学派や環境要因を重視する学派，その折衷派の3つに分かれていて，筆者は折衷派で，体質的な要因を抱えて生まれた子どもがほどよい環境を得なかったことによるものと考えて治療に当たった。

　体質的要因とは，筆者の研究（2000）によると，幼いころから癇の強い子だった，非常な負けず嫌い，恥ずかしがり屋，音に敏感だった，夜泣きが激しかった，食事の好き嫌いが多い，自家中毒を起こしやすかった，母親と離れるとよく大泣きした，という子どもの体質的な問題である。中には，逆に育てるのにほとんど手がかからない「よい子」の場合も多いのだが，いずれにしろ普通の子よりも偏った性格傾向が母親からしばしば報告されている。こうした性格傾向に，両親が不仲で家庭の中が常に緊張していた，父親の暴言や暴力がしばしば見られた，母親が病気でほどよい養育ができなかった，養育者（特に父親）との別離や喪失体験，などの環境要因が子どものパーソナリティ形成に大きな影響を与えたのである。

　BPD患者の多くは，こうした偏りを持ったパーソナリティのまま成長しているので，ライフサイクルの移行期，たとえば思春期から青年期，青年期から成人期への移行期に負荷される分離・個体化（親からの心理的・経済的自立）のストレスに対処することができずにボーダーライン化（症状が出揃う）する，と考えていたのである。

3）軽度発達障害との関連で

次に軽度発達障害の概念が人口に膾炙したことでパーソナリティ発達をどのように位置づけるか考えるようになった。パーソナリティ発達は"氏か育ち"のどちらが重要なのか？　軽度発達障害は"氏"をBPDは"育ち"を重視する傾向がある。

BPDとアスペルガー障害のボーダーライン化した退行状態の鑑別は他者との関係性に関心を示すことができるかどうかの1点を見るだけで十分である。BPD患者ほど他者との関係に苦労している人はいない。問題は注意欠陥／多動性障害（ADHD）のボーダーライン化した退行状態との鑑別にある。小児虐待やネグレクトの既往をもつADHDとの症候学的鑑別は困難で臨床的な治療者との関係性や転移の現れかたを見ないとわからないことが多い。後に述べる，筆者のBPD3型の「中核群」はこうした発達の問題を抱えている患者群に注目した。鑑別は見捨てられ不安が強いかどうか，そして対象をよいと悪いにスプリッティングする現象が頻発するかどうかでADHDと鑑別している。といっても，軽度のADHDの子どもで養育者からの虐待や学校生活におけるいじめ体験を持つ場合，BPDの特徴を持つパーソナリティに発展することもあるだろう。特にカーンバーグがBPDの病因として体質的素因（過剰な口愛的攻撃性）の果たす役割の大きいことを力説したように，ADHDの子どもが将来BPDに成長することもある。

ここでBPD患者の性格特徴を挙げてADHDとの違いを浮彫りにしてみる。BPD患者の多くは才能豊かな子ども時代を送っている。絵がうまい，文章が天才的，踊りや話術に優れている，手先が器用，学力が高い，などはしばしば出会う。残念なことに，こうした能力を現実社会で発揮できないことが特徴の1つである。つまり，社会適応レベルが低いのである。この適応の悪さをWAIS-Ⅲで調べると，ボーダーライン化したADHDではBPDと違って，言語性IQや動作性IQ間または下位項目間のディスクレパンシーを認めることが多い。一方，BPDではそのディスクレパンシーが少なく，見栄っ張り，完璧主義，孤独を楽しめない，八方美人的対人関係，などの偏った心理的かつ情緒発達が社会適応を妨げていることが多い。

二番目に，衝動に駆り立てられると我慢ができなくて，感情を上手にコント

ロールできない。このコントロールの悪さは ADHD, BPD 双方に共通し，その原因をベルリンら（Berlin, H.A. et al., 2004, 2006）は眼窩前頭前葉皮質の機能低下によるものと指摘している。1990年代から脳科学的に BPD を捉えようとする研究が相次いでいる。そしてそれは幼少期の虐待が脳にどのような影響を与えるかという研究へと発展していく。

　三番目に，対人関係が不安定である。友達や恋人に期待感や理想を抱きやすく，しかも落胆しやすい，といった特徴のために対人関係が不安定である。さらには，相手から利用され傷つけられやすく，逆に相手を責め，傷つけるなどの感情的な人間関係が特徴である。退行してボーダーライン化した ADHD 患者の治療者との関係は，BPD と違って，治療の中断も少なく，人懐っこくて，それほど混沌としていない。治療者の介入の仕方にも違いが見られ，BPD のように物語として患者の話を理解するというより，教育的かつ指示的な介入を行いやすい。

　四番目に，こうした性格傾向のために，自分らしさがわからなくなっている人が多い。そのため長期的な人生目標が定まらず，職業あるいは学業，個人生活の広い領域で停滞して，先に進むことができないのである。アイデンティティ拡散状態が長く続くのである。

　このような違いはあるとしても，軽度の ADHD 傾向を持つ子どもが長じて BPD に成長することもあってよいのではないかと考えて，BPD 3型に中核群として体質的要因の強い型を置いたわけである。「こだわりが強い」性格だからといって発達障害と診断する風潮があるのは行き過ぎではないかと思う。逆に，これからはこれまでの BPD 研究で明らかになった「償い」，「思いやり」，「罪意識」，「仲間意識」，「共感」といった情緒発達論が軽度発達障害の臨床に役立つときが来るに違いないと思う。

II　境界性パーソナリティ障害の外来治療1
──精神科医の役割と機能──

　BPD の治療は精神分析を中心とした個人精神療法の時代からマネージメントを中心とする次の段階に移ってきている。牛島がガンダーソンの著書

"Borderline Personality Disorder：A clinical guide"（Gunderson, G. J., 2001）のレビュー（精神療法 28（2）：227-228, 2001）でこの動きを「精神医学化」とよんでいるのは，まさに的を射た表現といえよう。BPD の治療も個人精神療法に加えて薬物治療の併用，悪性退行や自己破壊的行動化に対する入院治療，さらには自我の脆弱さを補う部分的入院あるいはデイケア治療の導入が行われるようになり，アメリカでは家族・夫婦療法や集団療法の併用，職業カウンセラー，デイホスピタルのコーディネーターや保険会社からのケアマネージャーまでが治療に加わるようになってきている。その中で重要なのがケースマネージャーとしての精神科医の役割である（Gunderson, G.J., 2001）。

わが国においても，若いころに BPD の治療のトレーニングを積んだ精神科医が診療所でそれぞれの工夫を凝らす時代が到来している。精神科医と心理士による AT スプリット，作業療法や集団療法やデイケアへの導入，ソーシャルワーカーによる就職の援助といった工夫がそれぞれの診療所でなされ，それがまた診療所の特長にもなってきている。

1．アメリカにおけるケースマネージメント

外来治療におけるケースマネージメントの導入を論じる前に，まず精神科治療におけるケースマネージメントの発展を野中（1999, 2000）の紹介を参考に簡単にアメリカの精神医療の現場から見ることにする。その流れは，1960 年代にまで遡り，過剰に収容された州立精神病院や膨大となった医療費の実態を改善するべく，施設でなく地域に根ざした在宅生活を支援する方法として生まれた技術がケースマネージメントである。イギリスでは利用者がケースと呼ばれるのを嫌うという理由で，利用者に提供されるサービスのマネージメントにウエイトを置いたケアマネージメントという言葉が用いられるようになった。1980 年代に入ると，ケースマネージメントはさまざまな対人サービスの現場に一般的に受け入れられ，1992 年には国際長期ケア・ケースマネージメント学会が誕生し，北米を中心に協会認定のケースマネージャー資格がつくられている。

アメリカにおける最近の医療改革はマネージド・ケア・システム（managed care system）である。そこではケースマネージメントは欠かせないばかりか，BPD の治療の主流だった医療費の嵩む精神分析療法は行いにくくなった。さら

には高額な医療費を請求してきたBPDの入院治療も，保険会社の介入によって他の治療法に代わる対応を求められ，ここに入院治療に匹敵するような手厚い医療を外来治療で，しかも医療費を削減できる積極的外来治療プログラムが生み出される契機になった。

他方，BPDの治療で医療関係者を悩ませたのは患者の状態の不安定さである。臨床場面では，①自己破壊的行動化，②治療中断が多い，③突然の悪性退行，④社会的達成度の低さ，などとして現れる。この困難を解決するために，いくつかの治療を統合した治療（integrated therapy）や組み合わせ治療（combined therapy）がエビデンスに基づいて開発されてきた。種々の治療法が並行して行われる（多種多様の治療；multiple treatment）がスタンダードになったのである。患者に提供される医療サービスが患者をどれくらいの期間でどの程度まで治せるかというエビデンスを持っていないと保険会社へ医療費を請求できなくなったのである。

その中で自己破壊的行動化と治療中断に対応するために精神分析的精神療法に代わって登場したのが1990年代のリネハンら（Linehan, M.M., 1993）による認知行動療法である。彼女の弁証法的行動療法（DBT）は，今日では高く評価されている。彼女はBPDを，生物的基盤を持った情動調節の機能不全と捉え，初期の治療目標として自殺行動の減少，治療を妨げる行動，生活の質を向上させる行動を挙げている。DBTは行動化に走る自己矛盾の患者を受容する一方で，彼らの自己破壊的な行動や他の機能不全の行動に対して実際的な態度を取る。いい換えると，彼らの問題行動に果敢に取り組む一方で彼らの行動の変化を期待しない治療的態度，といえる。この姿勢は英雄的なまでの情熱と治療の限界性を常に意識しながら治療するストーン（Stone, M.H., 1990）の治療者の態度にも通じる。

こうしてマネージド・ケア・システムは精神科外来治療における治療形態にも影響を与え，そこでも経済効率性が叫ばれ，かつ上記のBPDの治療困難性に答えるものでなければならなくなった。マサチューセッツ州のマクリーン病院におけるBPD積極的外来患者のプログラム（Smith, G.W. et al., 2001）は，マネージドケアに対応した1990年代に入院治療やデイホスピタルに代わって取り入れられたプログラムである。そこではウィニコットの抱える環境（holding environment)が重視され，プログラムは個人精神療法と薬物治療（併用しないケースもある）に加えて，統合的な集団療法が提供されている。

2．なぜ，ケースマネージメントか？

　厚生労働省は平成15年度から障害者ケアマネージメントを本格的に導入するために「障害者ケアマネージメント体制整備推進事業」を実施している。精神障害者ケアガイドラインによると，ケアマネージメントの実施主体は市町村といった行政が中心になり，医療機関はその連携団体になる。ケアマネージメント従事者，つまりケアマネージメントの全過程に携わり，その中心的な役割を担う者は非精神科医で，利用者は主に統合失調症や感情障害が主であり，BPDを対象にしているとはいい難い。

　アメリカの現況は，保険会社のケアマネージャーがサービス提供機関のケースマネージメント活動を認定し，ケアマネージャーとケースマネージャーが費用対効果を論じながら臨床を進めている。このようにアメリカでは仲介型の方にケアマネージメント，臨床型の方にケースマネージメントの用語を用いる傾向がある。BPDの外来治療にケアマネージメントでなくケースマネージメントが使われる他の理由は，治療の中心的役割は精神科医が担うのが適切であるからでもある。というのは，後に説明するように治療の段階によってさまざまな様式の治療者的接近が並行して行われるところではチームリーダーが不可欠であって，一般外来で患者に接する精神科医 primary clinician が治療者群のキーパーソンであることが望ましいからである。

3．境界性パーソナリティ障害のケースマネージメントと問題点：精神科医の役割

　BPDの治療は患者の不安定さの現れである自己破壊的行動化と治療中断と社会適応の悪さをどのように援助するかにある。

　先に紹介したように，アメリカではBPDの外来治療はさまざまな治療が治療段階によって並行して行われている（Gabbard, G.O., 1994 ; Gunderson, G.J., 2001 ; Gunderson, G.G. et al., 2003）。ルーティンに少なくとも2人の治療者，2つの治療様式，2つの治療法を行っている治療プランをスプリット治療と呼んでいる。一

般的なのは薬物治療を行う精神科医と精神療法家のカップルである。他には，薬物治療とリネハンのDBTによる個人療法と集団療法が行われる。または精神分析的な集団療法と個人療法が同時に行われ，それに家族療法が加わることもある。治療のある段階では社会適応の援助，雇用促進やSSTも必要になってくる。このようにBPDの外来治療も一度に多くのスタッフがかかわるチーム医療が基本になる。

　このスプリット治療の中ではスプリッティング（splitting）の危険性が常にある。しかしこのスプリッティング過程を治療的に扱うことが患者にパーソナリティ構造の変化をもたらすものと考えられている。しばしば患者の内的世界はスプリッティングと投影同一化という防衛によって外在化される。たとえば，チームがよいスタッフと悪いスタッフにスプリッティングする，スタッフのメンバーが患者の投影同一化のターゲットになり患者の内的対象関係の片棒を担がされるとカオス状態に陥る。この外在化がチーム医療の中でホールディングあるいはコンテインされ，患者の内的世界は統合・成熟していくのである。このチームの舵取りをするのが精神科医の役割になる。

　実際の精神科医の役割は，患者に治療プランを提示し説明すること，常に治療のゴールを明確にすること，治療のスプリッティングを最小限にすること，を治療チーム内のミーティングやスタッフと患者合同のミーティングの中で確かめながら治療を進めていく。筆者の経験（1997）では，入院治療における病棟医長の役割と機能に相当する。ギャバード（Gabbard, G.O., 1994）によると，マネジドケアのもとで治療がセッティングされていると，治療者は保険会社の調査官を悪者にして患者と偽りの治療同盟を作ろうという誘惑に負け，患者の攻撃性は治療者ではなく外部の調査官に向けられるといったことさえ生じうるという。またチーム内にスプリッティング過程が生じているときに，患者と両極化したよいスタッフと悪いスタッフを患者の面接に同席させ，スプリッティング現象を扱うのもケースマネージメントを行う精神科医の役割になる。いわば，入院治療における病棟医長の役割と同じで，ケースマネージメントを担当する精神科医自身が精神分析的精神療法を行うのは避けるべきで，実際に治療するのは薬物治療くらいである。わが国における一般外来における薬物治療を併用しながらの精神科医のみの治療は経済性の効率の観点からも注目に値する。こ

のような治療に反応する患者がいるという事実は押さえておかねばならない。

またBPD患者は突然の緊急入院を要する事態に退行することがある。安全性の保障と自殺の予防が治療の最優先課題になる。その際のチームの混乱に対する介入，緊急入院の判断と決断も精神科医の役割である。精神科医がケースマネージャーでないと，このような緊急事態に対応ができない危険性が予想される。

BPDの治療の中では，患者の転移に反応して治療者の逆転移が行動化として現れる，治療者と患者とが互いに境界を越えて個人的な関係を持つ boundary violations（境界を越えた違反）(Gunderson, G.J., 2001) の問題がある。このように常に危険性が孕んだBPD患者の治療は，治療チーム自体の成長と成熟も必要になる。そのためのスタッフの教育もケースマネージャーとしての精神科医の役割でもある。

III 境界性パーソナリティ障害の外来治療2

1．境界性パーソナリティ障害の外来治療の基本はチーム治療

BPDの外来治療は，患者の現実生活の困難に焦点を置いたマネージメントを中心にした一般外来治療と，さまざまな治療法が治療段階によって並行して行われるチーム治療とに二分される。そして上述したように，チーム治療では多くのスタッフがかかわっている。

しかし，望むと望まざるとにかかわらず，患者にかかわる人は医療関係者だけとは限らない。家族，友人，学校や会社等の関係者，地域住民など，さまざまな人たちがいる。たとえば，クリニックで薬物治療を中心とした精神科マネージメントを行っていると，学校や会社の心理士との連携が自然発生的に生じることがある。このチームの舵取りをするのが精神科医の役割になる。

しかし日本では，各診療所によって院長の個性やBPDの治療観によるチーム治療が行われているのが現状である。ここで院長のタイプをカリスマ院長型とチーム治療型とに二分して考えてみよう。カリスマ院長型の場合，経営は人手がかからずスタッフの熟練度よりも院長の能力に左右されるが，命令系統がはっきりしていてスタッフ・ミーティングも少なくて済む。しかしスタッフは院

長の指示に従うといった依存集団に陥りやすく，しかも院長一人で患者を抱え込むといった状況が起きたとき，たとえば，院長に対する患者の攻撃が見られたときなどに院長の治療者としての機能が麻痺しやすい。一方，ミーティングを重視したチーム治療型では，突然の状況にすばやく対応するなどの方向性がはっきりしておらず，スタッフも多く経済的に効率が悪く，治療実践にはチーム全体の成熟度が問われるなどの欠点があるが，チームリーダーを支える機能があり，患者の問題行動にチームで対処できるといった長所がある。カリスマ型からチーム治療型へと成熟するように，各診療所がどの段階にあるかを押さえて治療に当たるべきだろう。とはいっても，現実には，スタッフの早すぎる退職などもあって理想通りには事は運ばない。

2．治療初期の優先事項
1）生命の安全

　BPD治療の最優先項目は生命の安全である。BPDの自殺率は8〜10％で，統合失調症10％，重症うつ病15％と比べても決して低くない。しかも治療中の自己破壊的行動化は完全には防ぎようがない。矛盾するようだが，治療的には，このような行動化をチーム治療の中でどう解決していくかによってパーソナリティの改築が推し進められるのもBPD治療なのである。

　しかも患者は治療動機が高いとは限らず気まぐれで不安定である。そのため治療動機を治療の要所で直接的あるいは間接的に問う必要がある。その際，精神科に対する患者や家族の偏見にも注意がいる。というのは，精神科に対する患者や家族の偏見が退行現象を引き起こしかねないからである。

　生命の安全は治療初期から治療が終わるまで気の抜けない問題である。以下に，自殺の行動，そぶり，脅し，または自傷行為の繰り返し，に対する基本的な治療態度と扱いについて述べることにする。

　①自殺率8〜10％と高い

　この事実を知った上で治療を始めることが大切である。それは，BPD患者の治療には治療への情熱と細心さの両方が求められるからである。自殺を恐れておよび腰になると患者は治療に乗ってこないし，不安を否認して大胆かつ熱心に行うと足元を掬われる。この弁証法的バランスの上に治療が行われる。

②「死にたい」と訴える間は死なない

　患者は「死にたい」と訴える間は死なないものである。というのは，死ぬことを空想することで気持ちが楽になる患者は少なくないので，大げさに反応しないようにすることが重要だといっているのであって，患者の自殺願望を軽視してはいけない。「死にたい」と訴えることで患者は自己を守る側面があることと，主治医がどのような態度を取るかを試みている場合があるのである。それとは反対に，現実的あるいは内的問題が解決されていないのに「死にたい」と洩らさなくなったら治療は危機状況にあると考えて間違いない。また，医師にはいわないで，「自殺の決定」をスタッフの誰かに洩らすことがあるので，このような状況が発生した場合は，主治医に連絡することをあらかじめスタッフを教育しておく必要がある。この「死にたい」と訴える患者の対応は，後に詳しく取り上げる予定である。

③自殺の危険性を感じたら

　迷うことなく入院治療に切り換える，などの迅速な判断と決断が必要となる。信頼できる病院に入院を勧め，その一部は実際に入院治療に切り替えられる。このような主治医の迅速な行動は患者の「死にたい」に対して「死なないように」という能動的なメッセージとなる。また，「死にたい」という思いがどのような心理過程を辿って現れたかを一緒に考え，自殺願望に患者を突き動かしているものが見つかったときには環境調整や積極的な薬物治療が必要である。

　このときに，患者に「死なないように」と約束を取りつける場合もあるが，それは主治医の不安をかき消すためのものであっては逆効果になる。患者に「死なないように」と伝えても，患者がそれを守り通せるとは限らない。また，生命の安全を強調するあまり，「自殺をしないように」という約束を取りつけることに心を奪われると，たとえば「治療契約を結べないと治療が行えない」と決断を性急に迫ると，患者との間で支配を巡る関係を作り出しかねない。このような状況は主治医の不安から生じる問題解決である場合が多く，主治医の不安の軽減のために「自殺を行えば即入院」などといった短絡的な治療契約を押しつけてしまいがちである。

④自傷行為が自殺企図か反復性のものかどうか

　自傷行為が自殺を目的にしたものか，そして反復される行為であるかどうか

を見極めることが重要になる。自殺念慮が認められたときの対応は,「死にたい気持ち」を受け止めつつ,「死んではいけない」と告げ,患者が頷いて「死なない」と約束しても安心してはいけない。患者の死を求める気持ちはそう簡単には消えないので,患者が退室するときには次回の診察の予約を確認することが大切である。ここでも安易に「死なないように」と約束を取りつけるべきではない。

　家庭環境に問題があると,現実社会（たとえば,学校や会社）での緊張を家庭が緩和する機能を持っていないために,自傷行為は何度も繰り返されることになる。治療困難性を簡単に見極める誰にでもできる心理検査の一つがバウムテストである。図1の「むき出しの枝」が見られた場合は,かなり自傷行為に走りやすい心理状態と考えてよい。

2）診断名の告知について

　患者が精神科診療所を受診してきて,最初に問題になるのがBPD診断とその告知についてである。情報化時代の今日では,患者自らがBPDと診断して受診してくるものも珍しくない。治療初期に病態をどのように説明するかによって,その後の治療の協力が得やすくなる。性格的な問題のためにいろいろな領域で不適応を起こす,などの説明も患者にはわかりやすい。たとえば,「対人関係や日々の生活であなた特有の『心のクセ』が顔を出して,あなた自身とともにあなたの周りの人たちもとても困ることになる」病態と,性格を「心のクセ」と表現するとよい。そのクセとは「嫌われまい」あるいは「見捨てられまい」として必死になるようなもの,と説明するとより理解されやすい。ところが,「クセ」という単語は「くさい」という言葉と語源的には関係があり,よくないというニュアンスが強調されるので,この言葉を用いるときは患者との関係が悪くないことを確認することが必要である。この言葉を不用意に使うと,患者は「先生から性格がいけないといわれた」と反応するかもしれない。

　あるいは,性格的な問題と指摘されることを嫌う患者もいるので,その場合には,「生まれもった気質（体質）と成長過程で身につけた経験によって,思考や行動パターンに無理が生じ,生活が円滑に送れなくなっていることをパーソナリティ障害と呼ぶ」,という説明も可能である。筆者はパーソナリティ障害（PD）を「その人の性格の偏りのために生きていくのに悩み（社会不適応),か

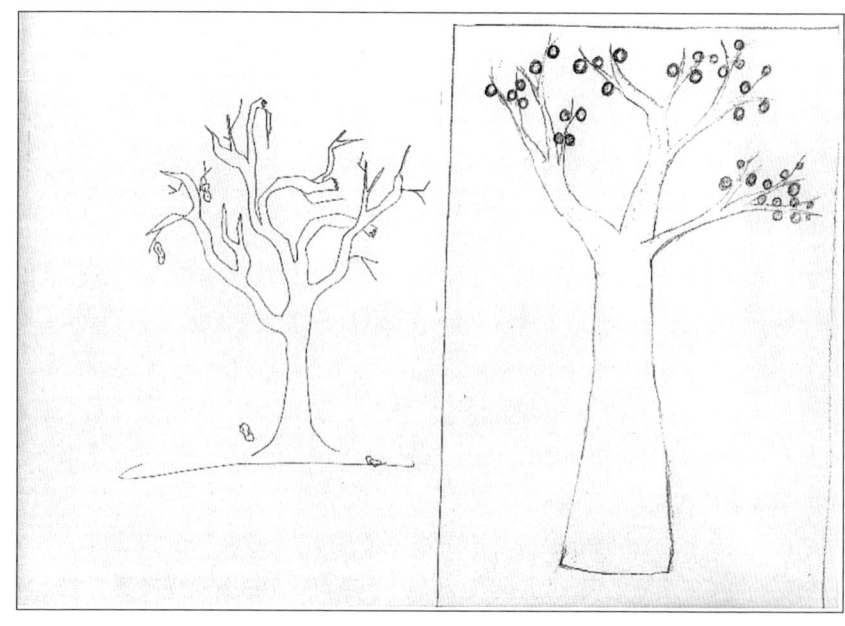

図1 自傷行為のバウムテスト
むき出しの枝は衝動性のコントロール不良

つ神経症と精神病の症状を部分的に持ち，ときには周囲の者も大変困ることになる」と説明することにしている。

　一般にBPD患者は状況によってさまざまな顔を持っている。診察にも協調的で一見すると街で見かける若者と寸分違わないこともあるし，そうかと思うと非常に依存的であったり，挑戦的で攻撃的だったりする。まず十分に経過を見ないといけない。中には診察する精神科医の態度によって姿を変える者もいる。共感的で理解を示す精神科医には素直で協力的だが，権威的で物事を一方的に決めつけるような精神科医には反発するものである。一方で家族に対しては180度反対の態度を示すことがある。また腕のよい精神科医にかかるとそれまでの不安定さが嘘のように改善され，診断名がわからなくなることも少なくない。他の疾患との鑑別は，DSM-IV-TRでも第一症状となっている「見捨てられ不安」の有無にある。

　このようにBPDは不安定さが特徴なので経過を追う必要があり，診断には慎重でなければならない。しかも患者および家族の理解は主治医との関係性に

左右されることが多いので，BPDと告知するときには，誤解が少なくなるようにコンパクトにまとめられたBPDの小冊子を用意しておくとより理解が得られる。

3）治療計画と治療契約

BPD治療で重要なことは治療継続性である。そのために柔軟な治療構造を求められる。これは治療初期の中心的な作業になる。患者のニーズに合わせながら，しかも選んだ治療法に患者が適応できるかどうかを査定し，精神科マネージメント中心で行くのか，あるいはスプリット治療などの他の治療法を併用していくのか，緊急の場合の電話連絡，環境調整を目的にした家族同席面接の導入など，柔軟に構造化していく。

後に述べるような患者のタイプ分けが済むと治療プログラムを提示する。たとえば，構造化された個人精神療法などの導入である。集団療法や家族療法やデイケア治療は主治医から進める場合が一般的である。その際に，重要なことは，行き詰まってから別の治療法を導入しないことである。厄介な問題を「丸投げ」する形で，別の治療法を導入すると，患者は「見捨てられ不安」を強くし，自己破壊的な行動化が激しくなることが多い。あらかじめ治療プランを提示することが重要で，その治療に患者が適応できるかどうかを見極める必要がある。

主治医によっては治療契約を文書にして手渡す者もいるが，その行為は日本人には不快感を与えることが多い。日本人と欧米人では契約に関する考え方や態度が異なるからである。契約には拘束が伴うけれど，日本人は「契約」よりも「話し合い」が重視される。話し合いは，合意に至るプロセスとそのプロセスを通じてでき上がった人間関係こそが大事なのである。そしていったん契約が結ばれると，外国人が契約内容を守ろうとするのに対して，日本人は相手との関係が壊れるといとも簡単に契約を破棄してしまう。日本人にとっては契約よりも相手との関係が上位にある。そのため，日本人の理想的な約束とは「先生のことは信用しているから好きなようにして」と言って，あれこれ言うのは「水臭い」といって嫌われる。BPDでない神経症水準の，それも成人患者でも，関係が悪化すると掌を返すように治療を放棄するのも日本人の特徴の1つである。

以心伝心をコミュニケーションの中心におく日本人にとって主治医から契約した文書を改めて見せつけられると，患者は途端に気分を害することがある。「先生を信頼しているから先生の申し出を受け入れているのに，文書で確認させる先生は私のことを信頼していないのだ」と。限界設定などの約束が守られないときのことなどをくどくどいい始めると，患者は不愉快な気持ちになって関係が壊れ始めることがある。だからといって契約を無視して治療は成り立たないので，関係が壊れない程度で，申し合わせを結ぶのである。

4）特別な治療契約：限界設定について

　BPDの場合，治療を破壊するような行動化には限界設定が推奨されている。しかしそれは主治医からの一方的な命令であって，対等な関係に基づく契約ではないことを押さえておくべきである。先ほどの治療契約がヨコ（対等）の契約であるとするなら，限界設定はタテ（命令）の契約になる。そのために限界設定を行うことは厳密には対等な治療関係は成立しない（川谷，2006）。それをリストカットするケースを題材に考えてみよう。「リストカットしないように」と厳しく注意すると，患者にはできない相談を持ち込まれるような押しつけになる。さもなければ治療者に失望して来院を拒否する結果に終わることもある。また，主治医の不安から「リストカットをしたら入院治療に切り替えます」と宣言すると，患者は見捨てられ不安を引き起こし急性退行することだって起きる。見捨てられ抑うつを言語化するためのマスターソン（Masterson, J. F.）の限界設定が，いつの間にか，自傷行為を防ぐ技法に変化してしまっていることも併せて押さえておかねばならない。

　治療のポイントは，自傷行為は行われるべきして行われたものなので，妥当性のある行為として受容することである。と同時に，自傷行為を止めるように患者に変化を求める方法も必要である。主治医に心を開いて，主治医の話に耳を傾けるゆとりが患者にある場合を除いて，説得や禁止（「リストカットはしないように」）は効果的ではない。多くの患者が傷つきやすく些細な言葉に反応しやすいので，患者の行為に主治医の価値観を押しつけない中立的な態度はもっとも重要なことである。そして治療上忘れてならないのは，彼らにとってこの自傷行為が自己治療になっているという側面である。そのため，行為を強く制止するとリストカットより重大な身体損傷をもたらす行為に発展することがあ

る。

　また,限界設定をした後の自傷行為の扱いが難しい。タテの契約だから約束を果たせなかった患者が悪いという構図ができ上がっているからである。うな垂れる患者に「いやいやあなたを責めているのではない」と否定しても,もはや現実の治療者患者関係を修正するほどの力はない。また,治療終結間近のケースの場合で,リストカットすると治療を終わると約束していたとすると,それまでの治療を約束通り終わりにしなければならない事態も生じる。限界設定の難しさはヨコの契約をタテの契約にしたことに起因することは押さえておくべきである。

3．BPD治療の進め方
1）BPDを3型に分ける（表2）

　BPDの標準的な治療,しかも患者のニーズにあったプログラムを考える際には,患者をいくつかに分類し,それに応じた治療の組み合わせがあると便利である。その方がBPD患者を一括りして治療するよりもよりオーダーメイドの治療が計画されやすい。ボーダーラインの分類は過去に1967年のグリンカーやカーンバーグの研究,そして1994年にストーンのものがある。筆者の分類はストーンの性格的類型に近いが,それは患者が現実生活でどのように困っているのかを知ることによって患者の治療継続性を高めるためであって,ストーンのそれとは基本的に別個のものである。

　治療はBPDを3型に分類し治療プログラムを計画することからスタートする。BPDの3型とは,日常生活の中で患者が「よい子」を演じている,自分も他人も困っている,あるいは主に自分が困っている,の3つによる分類である。精神科治療は対人関係によって行われるので,過去および現在の対人関係を参考にし,診察時の様子,臨床像,生活史上の特徴（パーソナリティ発達）をもとに分類される。

　① 誰がどのように困っているのか？　患者の診察時の様子

　上記のようにパーソナリティ障害の患者は自分の能力に応じた社会的適応がうまくいっていないので,彼らの多くは自分に自信を失い,うつ状態を呈している。それゆえに彼らの相談に乗る第一歩は「どうされましたか」「どのように

表 2　BPD の治療の進め方

1. 誰がどのように困っているのか？
   厄介な問題：見捨てられ不安，不安定な対人関係と気分，自殺の脅し，自己破壊的衝動性，解離・妄想，繰り返される社会不適応
   1）周囲は困らない　　　（周囲は心配）　　　　　不登校・大食症
   2）関わるものすべて　　（周囲は振り回される）　発達の偏り・気分障害
   3）自分自身　　　　　　（周囲は心配）　　　　　解離・PTSD・自傷

2. 診察時の態度
   1：打てば響く面接　　　　　その夜に自傷
   2：現実の諸問題を持ち込む　複数の人間がかかわる
   3：多くを語らず　　　　　　固定した人（恋人）

3. 生活史とパーソナリティ発達
   1：よい子　　　　　　偽りの自己　　　「偽りの自己」群
   2：発達上の諸問題　　見捨てられ不安　「中核」群
   3：虐待　　　　　　　慢性のPTSD　　　「解離・精神病」群

困っているのですか」と問うことから始まる。そして彼らの訴える心理状態に波長を合わせ，心理的な苦痛や自分や周囲を困らせる言動を妥当性のあることだと受け止めていくようにする。

　次に困っているのは主に患者自身なのか，それとも周囲の者なのかについて確かめていく。ここで3つのタイプ化ができる。1型は周囲に過剰適応し結果的に自分が困る「偽りの自己」群＝「手のかからないよい子」。2型は主に患者自身と周囲が困る「中核」群＝「トルネード」。3型は主に自分自身が困り，周囲は客観的な「解離・精神病」群＝「自爆」である。

　② 診察時の様子

　1型は単独来院か家族や恋人と一緒に受診し，診察医に打てば響くように反応し，治療の場でも過剰適応する。そのために，自分の存在を感じられなくなって，診察のあった夜にリストカットや大量服薬などを起こす場合がある。2型は入れ替わり立ち替わり複数の人間が来院し，現実の諸問題を治療の場に持ち込んでくる。自己破壊的問題，異性関係，家庭内暴力，会社での不適応，などなどである。3型は恋人や同居人が付き添い，冷静に患者の行動を観察してい

ることが多く，患者自身の言葉数は少ない。

③ 生活史と合併症

1型：「偽りの自己」群＝「手のかからないよい子」（表3）

1型は生まれつき周囲の空気を読み，瞬時にそれに合わせることが上手な人たちである。俗にいう「手のかからないよい子」。幼いころから自分のことよりも他人を優先して生活している。爪噛みなどの神経症的習癖が見られることがあるが，幼少期の間は問題となることはない。習い事や塾にも自ら希望して通う。問題が起きるのは小学校4年生前後の「自我の芽生え」の時期で，患者は内省的になり，「私は自分がないのではないか」と悩みだす。それでも大半の者は見かけ上は何事もなく小学校を卒業する。しかし，「魔の中2の2学期」を前に混乱を来すのである。器用貧乏で高校中退が多いのも特徴の1つで自傷行為や大食症を伴うことが多い。

2型：中核群＝「トルネード」（表4）

2型はBPDの「不安定さ」が特徴である。幼少のころから癇癪持ち，落ち着きのなさ，などの子として育ち，発達過程でさまざまな問題が露呈する。母子分離が難しく幼稚園や保育園でみんなの中に入れない，運動会や学校行事などのときにしばしば発熱や腹痛などの自律神経症状が発現する，対人恐怖や不安症状が小学生のころに起きる，などである。思春期になると，その不安定さはいろいろな領域で現れる。

文字通り「トルネード」のような人たちなので，彼らにかかわる人は吸い込まれては放り出される。そして中学校から学校に通えなくなる者が多くなる。外見とは裏腹に内心は臆病で寂しがり屋である。常に「他者から見捨てられるのではないか」と不安に圧倒され，「嫌われまい」として必死になっている。孤独が耐えられないのが最大の特徴である。ADHDや気分障害や薬物依存を合併していることがある。

3型：乖離やマイクロ精神病群＝「自爆」（表5）

3型は周囲との関係に症状が現れるのではなく，患者自身が自爆するような恐怖を持っている。幼少期の虐待などの悲惨な体験を持ち，自我機能が脆弱で外的刺激によって，現実状況を正しく認識することができなくなり，辛い現実状況から目を背けるために意識を失いやすい。自己主張の少ないおとなしい人

表3　治療経過：1型

- ●第1段階：共感と理解→妥当性の確認validation
  - 打てば響くような面接→その夜にリストカット，大量服薬
  - 過剰適応する性格の癖を治療の早い時期に介入する
  - 器用貧乏で理想は高いが，強い自己否定感情がある
  - この時期の自立は避けるように指導
- ●第2段階：良い関係を維持する（少なくとも半年以上）
  - 患者のニーズを読み取り，それを提供
  - 他の治療法の併用→個人精神療法の良い適応，薬物治療はSSRIが第一選択
- ●第3段階：不安定だが治療関係は維持される
  - 過剰適応をその都度チェックする
  - 社会参加の試みを援助する

表4　治療経過：2型

- ●第1段階：共感と理解→妥当性の確認validation
  - 種々の現実問題を治療場面に持ち込む
  - 妊娠中絶，恋人との別れ，家庭内暴力，大量服薬など
- ●第2段階：良い関係を維持する（少なくとも半年以上）
  - 教育的介入が奏効→対人場面での「見捨てられ不安」
  - 　　　　　　　　　　　　　　　「悪い子」空想
  - 復学やバイトの相談→「待った」をかける
- ●第3段階：不安定だが治療関係は維持される
  - さまざまな領域の諸問題に一つ一つ対応していく
  - 治療場面で怒りの突出が見られる→受け止める
  - 家庭環境の変化が自立を阻止することが多い
  - 他の治療法の併用はしない方が良い＝主治医のマネージメント中心，
  - デイケアや集団療法ではさまざまな問題が生じる

であるが，外見とは裏腹に頑固で負けず嫌いである．自分の心の中で起きる不安はどこに逃げても追いかけてくるので，意識を乖離することで自分の心を守ろうとしているかのようである．解離，自傷行為，PTSDなどが見られ，「初期

表5 治療経過：3型

- ●第1段階：共感と理解→妥当性の確認validation
    固定した恋人が付き添う→簡単に別れる場合がある
    多くを語らないので内面の探求はしない→退行現象を招く
    薬物治療が主要→少量のHPDが奏効する場合がある
- ●第2段階：良い関係を維持する（少なくとも半年以上）
    「脳の疲労のために社会参加を避けるように」と説明する
    患者の回復スピードに合わせる
    過去のトラウマの現実生活における弊害に気を配る
- ●第3段階：不安定だが治療関係は維持される
    主治医が重要な対象になり，恋人と別れ，現実的になる
    治療の失敗は不眠や薬の副作用として出現する
    内面の気持ちを語り始める個人精神療法の適応，集団療法は困難

統合失調症」と診断されることが多い患者群である。

2）BPD治療の進め方

① 治療計画を立てる

まず，患者の現実生活の困っていることに丁寧に対応する。というのは，後に述べるように（Gabbard, G.O., 1994），患者の置かれている現実状況，すなわちⅠ軸障害の影響，二進も三進もいかない対人関係やライフイベントにおける葛藤，薬物の有害反応，等の解決で劇的な改善を見るからである。次に，そのような状況の解決にもかかわらず状態に変化が見られないときには，パーソナリティの統合を図るような治療を組み合わせていくことが勧められる。前者はマネージメント中心に後者は組み合わせ治療を計画する。

次に，患者が治療に適応できるかをチェックする。そのためには，生活史（集団生活への適応，不登校の有無，職歴）や過去の治療歴やロールシャッハテストなどの心理検査が参考になる。WAIS-Ⅲでは社会適応能力を知ることができる。

治療目標は，Ⅰ軸障害の改善，身の丈にあった生き方，葛藤を抱える能力の獲得，スプリッティング現象の減少などを参考にする。

② 治療の進め方（表6）

　医療の原点は患者の困っていることを問うことから始まる。このときの患者・主治医関係は患者の万能感を刺激する。困っているところに救済者として現れるのであるから，渡りに船とばかりに患者は飛びつくのは当然のことである。患者の救済者願望をも刺激するだろう。この患者の主観的万能感なくしてその後の治療の展開はない。しかし現実にはなかなか事が運ばない。環境の調整は短時間では解決しないし，患者のパーソナリティの改築（成熟化）にはとてつもない治療期間を要する。せいぜい医療側にできることはⅠ軸障害の改善と根気よく患者と接し続ける努力くらいかも知れない。それゆえに，患者の希望が大きければ大きいほど失望も大きい。だから患者の主治医への理想化に水をかけるやり方がこれまで推奨されてきたのである。

　しかし，水をかけられる患者側からすると，現実吟味能力が低下しているので「私にできることは少ない。過大な希望を持たないで欲しい」といわれるのは主治医の裏切りと取られるであろう。必然的に，主治医は「よいものを持っているのに，私にはくれない。何故なのだろう。私が悪いから」と疑いの念を膨らませて「罪悪感」あるいは「羨望」を抱くようになる。あるいは復活しはじめたばかりの万能感は急速に萎えてしまうに違いない。第5章で詳細に述べるが，「羨望」の危険性は「よい人を破壊する」ことにある。エネルギーを提供するその供給源を破壊してしまうからである。

　そうならないようにする治療の工夫が必要になってくる。たとえば，患者の不眠に処方した薬が奏効しないときに，まだ取り返し可能な「（患者の）失望」が起きていると考えるのである。それまでの患者・主治医関係は「救済する人と救済される人」という上下関係なので，ここで「処方した薬では眠れなかったですか」「不眠をあなたはどのように考えますか」「睡眠薬の効果よりも強い心の動揺でもあったのでしょうか」と共に探求しようとする心を刺激するのである。上下関係から共同（同盟）関係へとシフトさせるのである。この「往ったり来たり」が後の治療関係つくりの基礎になる。

　主治医に「どのように困っているのですか」と問われて「この先生となら私も何んとかやっていけそう」と萎えていた患者の万能感の復活が初診のときから重要なのである。

表6　BPDの治療の進め方

●第1段階：共感と理解→妥当性の受容（確認）validation
　「見捨てられ不安」と「悪い子」空想
　社会不適応→不登校と高校中退，長続きしない仕事
　家庭内はゴタゴタしていて，崩壊あるいは崩壊寸前

●第2段階：良い関係を維持する＝唯我独尊（半年以上）
　患者のニーズを読み取り，それを提供
　患者は「私は存在する価値がある」という錯覚の中にいる
　早すぎる自立には要注意
　依存欲求に対する退行現象→受容（面接を増やす）と限界
　（時間内の対応）の微妙なバランス

●第3段階：不安定だが治療関係は維持される
　身の丈にあった社会適応を模索する→臆病
　1型→過剰適応をその都度チェックする
　2型→諸問題の後片付け
　3型→身体症状や薬物の副作用を手がかりにする

第1段階：共感と理解→妥当性の確認 validation

　心理的には見捨てられ不安と「私は悪い子」空想をもっていると理解して治療に臨む。患者は不登校や高校中退，仕事をしても長続きしない，加えて家の中はゴタゴタして崩壊寸前という現実の中で生活している。彼らの症状の多くは，その結果生じた問題だと患者に共感と理解を示す。患者は治療場面でいろいろな問題を起こすが，元をたどると，環境側の問題が大きいのも事実である。また，精神科治療を受けるという「重み＝偏見」を配慮するとよけいな退行現象を防ぐことになる。治療歴がある患者の場合は，その治療を振り返らせ，前主治医との別れを語らせると今後の治療の参考になる。

　病名の告知は患者および家族から問われたときには，「人格」という医学用語は誤解を招く恐れがあるので，「境界性パーソナリティ障害」という診断名を告げる。前主治医やネットからの情報ですでに自分の病名を知っている患者も少なくないが，問題はどのように理解しているかである。その理解は部分的で歪曲されていることが多いので，院内にパンフレットや小冊子（第5章の補

遺）を置いて常日頃から心理教育的アプローチを心がけているとよい。患者は自分の病気を客観的に捉えることで悪性退行を防ぐ手立てにもなる。またこの時期は，患者の困っていることを中心に診察を行っていくので，患者は病名には関心が少なく，「いかに救われるか」に関心が高い。

　第2段階：治療の中で自身と誇りを取り戻す（少なくとも半年間）

　患者は主治医に理解と共感を示され，「やっとわかってくれる人が現れた」と理想化すると同時に，急な接近による境界喪失，あるいは見捨てられ不安にかられさまざまな「試み」を繰り返すようになる。BPDはそういうものだと思って，うろたえずに丁寧に対応していくと，この主治医の理想化がその後の治療の推進力になる。理想化が起きないと治療は始まらないし，少なくともこの時期が半年間続かないとその後の治療に結びつかない。ここで悪性退行を起こす患者も出てくる。すなわち，患者を共感し受け入れると，退行を促進して患者はさらに依存を深め，結果的に主治医はその過剰な要求に応じきれなくなって，患者に幻滅を与えてしまうことがある。そのために「私はたいしたことはしてあげられません」と患者の万能的なニーズに水をかけるやり方を推奨する精神科医も少なくない。しかしこのやり方では彼らは救われない。期待を持たせかつ失望させないためには，外来治療では夜間の緊急時には対応できないという現実の限界の中で情熱的に治療しているという微妙なバランス感覚の維持が欠かせない。つまり，どちらにも振れない主治医の態度が患者を不必要に退行させないのである。実際には診察の頻度の操作になる。基本的な診察の回数は週1回，状態が悪い時は週2～3回。保険診療では週2回以上の通院精神療法は請求できないので，再診料のみの請求になる。

　そして主治医は患者のニーズを読み取りそれを提供する。たとえば，薬物治療や精神療法の併用，家族介入，会社や学校関係者と会う，ことなどである。精神科医の役割と機能は精神療法的介入からマネージメント中心へと移行する。患者の治療意欲が確かめられると，患者のニーズに合わせながら，個人精神療法，集団精神療法，家族療法，デイケア治療などの導入も計画する。その際には，個々の治療法の十分な説明と治療契約を結ぶことが大切である。その際，治療の行き詰まりを打開しようとして新しい治療法を導入するのはしないようにする。患者は見捨てられ不安を刺激され，その治療は必ずや失敗に終わるか

らである。

　そして，患者の社会適応能力の低さに注意しながら，治療をマネージメントしていく。患者の自己破壊的行動化，治療のキャンセル，悪性退行などが見られたときは，患者の適応能力を再度査定する必要がある。決して患者の気まぐれや不安定さのせいにしないことが重要である。治療側の評価の失敗も考慮すべきである。

　「妥当性の確認[注]」という技法によって患者は「私は私でよいのだ」と自信や誇りを取り戻す。しかしそれは治療という「錯覚」の世界でしか通用しないものなので，この時期の患者の「自立の試み」には，やんわりと，ときにははっきりと「社会に出るのは早い」と告げるのが後の治療につながる。

第3段階：社会に出て行く練習期間

　不安定だが治療は維持され，患者は身の丈にあった社会適応を模索していくことになる。ここで患者は社会に出ることに臆病でまったく自信がないことは押さえておくべきである。そのため社会に出ることを相談されたら，慎重に対応することが求められる。この無力感はわれわれが想像する以上に大きいことを知っておくとよい。この段階での患者の自殺は医療関係者にとっても耐え難いストレスになる。

　また就労の問題も大きい。就労プログラムあるいは社会復帰支援プログラムを持っているとよいが，持っていない場合は，職業安定所のハローワークと連携をとるのもひとつの手立てである。この問題は後に再度取り上げる予定である。

【症例1】予備校と連携をとった女性患者（1型）

　患者は大食症とリストカットと高校中退で当院を受診するようになった。心理士による心理療法と主治医による薬物治療の併用（ATスプリット）により3年後には状態も改善された。そして，高校中退し，社会的存在が希薄なことが彼女の大きな悩みになっていることがわかった。そのために患者が予備校に通うことを目標に治療プログラムを計画した。月曜日から金曜日まで午前9時に来院して1時間半の集団療法（自

注）validationは「認証」，「妥当性の確認」と訳されているが，筆者は「妥当なものとして受け入れる」治療者の心理過程と考えている。

主学習や読書などを含む）を行い，半年間，生活リズムの改善を狙った。このようなプログラムをこなすことで患者の不安や無力感が改善され，患者は予備校に通えるようになり，社会参加を可能にした。

③　各型による治療の進め方

1型：治療にはよく反応するが，周囲への過剰適応で疲れ果てて治療中断に陥りやすいことを知っておくとよい。特に主治医や医療スタッフにサービスする性格のクセを早いうちから介入することが必要である。また患者は器用貧乏で誇り高いにもかかわらず，現実に適応できずに，「自己否定」感情が渦巻いていることが面接でしばしば話題になる。第二段階では，他の治療法，例えばSSRIを中心とする薬物治療や個人精神療法や集団療法の併用が奏効する。第三段階で患者が社会に出るときには精神療法家や他のスタッフの意見が参考になる。予後のよいタイプである。

【症例2】統合失調症と診断されて治療を続けてきた女性患者

患者はパーキンソン顔貌をした痩せた20代の女性。小学校までは元気に振る舞っていたが，中学に入ると学業成績が思うように伸びなくなって，高校は中退した。このころより大食症とリストカットが始まった。精神科を受診するようになったが，4カ所目の病院を受診したときは，症状に振り回され入院を希望していた。精神科医の質問には，あらかじめ友達やネットで情報を得ていたので，統合失調症の症状にうまく答え，入院することになった。しかしそこは想像を超えたところだったので退院した。家族は統合失調症の診断を疑って主治医に相談したこともあったが，治療は短時間の診察と薬物治療だけで1年半が経過した。

上記の患者はあらかじめA4用紙3枚にこれまでの病歴と治療歴を書いたものを用意して受診した患者である。質問にもすばやく反応し，知的な女性であることが瞬時にわかった。しかし，その場の空気を読める割には社会適応が破綻していたことが疑問になった。その原因は彼女の強迫性によるものであることが判明した。中学に入って宿題と予習を完璧なものにすると夜の2, 3時を回ることもたびたびで，反動的に彼女は勉強をまったくしなくなったという。そ

のため自尊感情が確かめられることがなくなり，やせ願望へと流れていったと説明した。

２型：このタイプはもっとも治療が難しい。治療は患者の先を行かず，半歩遅れて，患者の起こした現実問題の後片付けという気持ちで１つ１つ丁寧に当たっていく過程がパーソナリティの成熟への道になる。患者は入院と外来の往復が激しく，とにかく手のかかる患者で，治療者に対する不満や反発が起きたり，スプリッテリングがしばしば起きる（その対応については後述する）。患者は自傷行為や大量服薬や妊娠などの問題から，「バイトを始めようと思う」，「彼と別れようと思う」，「親がうるさい」などと言って揺さぶりをかけてくる。そのときは「主治医の品定め」と考え，１つ１つ現実的に対応していく。そのときの患者は，主治医がきちんと自分のことを考えてくれているかどうか，直接的な生身の人間関係（成田）として求めてくる。

【症例３】アルコール依存を合併する男性患者

患者は予約時間を大幅に遅れて受診するようになった。そのため主治医は予約遵守が治療の成功につながることを説明した。すると患者は，その予約時間は主治医が勝手に決めたことであって自分の生活のリズムに合わないと反発した。主治医も忙しい臨床の合間にBPD患者の治療を入れているという思いがあったために患者に感情的に反応してしまった。診察が終わると患者は，「今日の診察はよかった。いつも今日のような感情のこもった診察をしてください」と礼を述べて帰った。このようにBPD患者は生身の人間関係を求める傾向が強い。

薬物治療はSSRIや非定型の抗精神病薬や抗てんかん薬などが組み合わされる。抗不安薬は禁忌とする。治療が行き詰まって他の治療法の導入を試みるのは避ける方がよい。必ずや失敗に終わる。治療の中でスプリッティング現象が起きたときは，チーム内でミーティングするのも１つの対策である。あるいは，それは患者の適応困難な状況を示していると考えて，環境を調整する方が患者の行動を否定しなくて効果的である。

２型に特徴的な「怒り」の問題は次のように対応する。それは主に現実生活

で自己愛が傷ついたときの情動興奮なので2週間は薬物治療を十分に行い時間稼ぎする。その間にたいていの患者は落ち着くものである。落ち着いた時点で入院にならずにすんだことを褒めることは重要である。10年以上治療していると社会への参加が治療のテーマになってくる。社会に出る段階に入ったら自殺には注意がいる。

3型：治療の中でも自傷行為が繰り返され解離症状が頻発する。家庭内の揉め事の原因は自分にあるという信念に近い空想（「自分は悪い子」）を持ち，学校でのいじめ体験や仲間に入れないなどの適応の失敗から自尊心が傷つきやすい状況にある。患者は多くを語らないので，治療初期には内面には触れず，治療関係が安定するまで薬物治療を中心に治療を進めるほうがよい。患者は感情表出が苦手で，精神療法は無理には行わず，状態の改善と社会適応に治療の焦点を置く。このような特徴を持つので，主治医との人間関係で癒される治療よりも，各種の投影法によらない心理検査や不安や抑うつのチェックリストを通じて薬物治療を中心に行うやり方も推奨される。内的不安を表に出さない蓋をするやり方のほうが診察後に曖昧さが残らないために患者は不安定になることも少なく，短期間で状態の改善がみられることがある。少量のハロペリドールや抗けいれん薬が奏効することがある。彼らは性格的に我慢するタイプなので抗不安薬は禁忌と考えたほうがよい。

とはいえ，BPD患者は生身の関係を求めるところがあるので，治療への不満や反発は必ず生じるものである。それらは身体症状や薬物治療の副作用として表れやすい。患者が現実生活で起きる不安を溜め込み，他者との間でそれを問題解決できない点を配慮し，治療経験の中でそれを学ぶことを援助するのが治療になる。

第3段階では，主治医に支えられて，言語的交流が盛んになるが，集団適応が苦手なので，併用治療は個人精神療法程度にするか，あるいは安定するとデイケア治療も奏効する。一対一の治療関係の中で安定するタイプである。

4．実際の治療

BPDの治療は，不安定さをいかに持ちこたえていくかにあるといっても過言

ではない。以下に主治医にはどのような治療態度が求められるかについて述べることにする。治療関係の継続性を目標に，その間，患者の成熟を待つ姿勢が問われる。時間の経過に伴い患者のさまざまな側面（諸問題）が治療の場に持ち込まれるわけだが，その都度，それに関して話し合っていく姿勢を心がけていく。

1）主治医の治療態度（妥当性の確認validationと弁証法的バランス）

① 治療への情熱と治療の困難さ知り尽くした細心さ

症状の解消もしくは軽減を治療の目標にするのではなく，治療関係を築き上げることに集中する。患者は全能感に満ちた生き生きとした自分を取り戻すのに退行（一体化）を必要としているので，情熱的な主治医の姿勢は欠かせないが，他方で治療の厳しさは十分にわきまえておく必要がある。患者が主治医に求めるものは，患者のニーズに合わせて治療環境を形作る主治医の積極性であり，それでも現実生活の中でうまく生きていけないという全能感の傷つきを理解し共感する治療者の存在である。患者が主治医に対する陰性感情を顕にしたときはコントロールを失いつつあるときであるので，そのことを理解した上で，面接を中心に自我を立て直すように治療環境を調整する。

② 自己破壊的な行動化への介入

患者のさまざまな行動化を対象操作的な問題行動としてとらえるのではなく，救いを求める姿として受け入れる過程が主治医には第一に求められる。患者の自己破壊的な衝動行為に対して懲罰的にならず，「やむなくそうせざるを得ない」状況に患者が追い込まれてしまうという理解を示すことが重要である。治療側がこのような態度を取り続けると，自分の行動に対して自問自答する態度が芽生えてくる。そのため，治療初期は限界設定を多用しないで，時間の経過を待つことが求められ，患者の心理的苦痛を共感し現実状況で起きている問題を一緒に解決する支持的支持が主治医に強く求められる。

③ 魔術的な理想化に対する主治医の反応

初回面接で主治医に自分の心理的苦痛を「わかってもらった」と感じた患者は治療への意欲を高め，ときには急速に接近して自分の立場を見失うことがある（呑み込まれる不安）。そのようなときに主治医は治療の限界を示して，患者の主治医への万能的期待に水をかけるやり方が一般的だが，それは逆に患者の

治療意欲を冷まし，行動化へと走らせる結果になりやすいので，この患者の幼児的な万能的期待を主治医は受け入れ，その後の治療への不満をもっともなことだと受け止めていきながら進めていく方がよい。この脱価値化過程は薬物治療への不満，身体症状，などとして現れることが多いが，直接その感情を主治医に向ける場合は，その治療継続性は危うい。患者に信頼を得るまでは，主治医は急がず慌てず治療の進展を慎重に見守ることが肝要である。

　また，治療構造を整えていく段階での早すぎる「自立」には率直に主治医の意見として「待った」をかけることが求められるが，この介入も患者が主治医に意見を求めてきたときにのみ有効であって，そうでないときはむやみに反対しないほうがよい。相談があったときは患者も不安になっているので反対すべきである。反対されると多くの患者は怒りで反応するが，その反応は次の面接のときまでには収まっている場合が多いので，患者が客観的に自分を見直す能力を評価すると治療が安定する。

　④　相談事をそのままにしないこと

　BPD患者は神経症水準の患者と違って，患者からの相談事を未解決のまま，あるいは曖昧な形で診察を終えると，その後で悪性退行を起こす可能性が高いので，明日の退行を防ぐ意味で，その日のうちに一つの解決をつけることを心がける。BPD患者は診察時に生じた不安や不満を神経症水準の患者のように自分の心の中で抱えることができないからである。そのときに患者が「大丈夫でしょうか」と不安になったら「大丈夫」と保障する方がよい。ところがいつまでもこのような対応では患者は成長する機会を得ないままになる。どっちつかずで「心の中に矛盾を抱える」経験も成長に繋がるので，第4章の「解離と自傷」で詳しく述べる予定である。

　⑤　特別な存在であることを求める患者の対応

　BPD患者の一部には「特別な存在」であることを求める患者がいる。たとえば，診察時間を他の患者よりも長くして欲しい，診療時間以外の電話相談に乗って欲しい，親しみある態度で接して欲しい，診察時間以外に会って欲しい，などである。中には自殺を仄めかして強制する患者もいる。そのときの主治医の対応の基本は，そのような患者の態度を批判しないことである。患者はかつての古い対象との一体感を求めているので，それを拒否するだけならば，治療

は必ず行き詰まるものである。主治医は患者の一体化願望を理解した上で，あれこれ理由をつけないで，一言「できない」と応じる方がよい。応じられない理由を述べていると患者の態度を否定する方向に話が流れ，揚足を取られたり，話が混乱することがある。

2）診察時の注意点：患者の失敗を「なぜ」と問わない

　次に重要なことは患者のさまざまな症状や社会不適応を「なぜそうなったの」と問わないことである。もともと「なぜ」という問いは，主治医が「あなたのことを理解したい」というメッセージを送り，かつ患者に洞察を求め思考に広がりをもたせるので，一般的にはしばしば使われる面接技法である。ところが，BPD患者の多くが現実生活で不適応を起こし，挫折感のために絶望的になっているので，この「なぜ」という介入は傷口を広げる結果になりやすい。なので「なぜ」という問いかけは慎むほうがよい。それよりも「つらい気持ちがあったと思うけど，その気持ちを話してもらえる？」という切り出す方が患者の主体性に任せるので患者は話しやすい。あるいは，混乱状況に陥ったにもかかわらず自分の力で立ち直った体験を捜して焦点をそちらに移すとよい。

3）診察（あるいは面接）はいつも初診時のように

　筆者がBPDの治療の最重要項目に挙げている中の1つである。どんな患者の治療でも治療が進展すると，患者の人となり，患者を取り巻く環境のこと，そして治療経過と治療関係が主治医の心の中にイメージ化する。その理解を面接の度毎に一旦は消すのである。すなわち常に「初診時」の感覚で面接に臨むのである。BPDは「心に遊びがない」ので，いつのまにか治療者も常同的で柔軟に対応できなくなることが多い。初診時は，どんな人なのかと治療者は心をオープンにして患者を理解し受容しようとする。そして初診時は「患者を治そう」とか「自傷をさせないようにしよう」とかは思わないものである。まず，患者を受容し理解することに努めるのである。ところが治療が進むと，その態度がいつのまにか，たとえば自傷行為を見ると「切らないように」といった具合に，ステレオタイプになってしまうのである。同時に患者の語る内容も貧弱なものになってしまう。そのことを「いろいろ話したいのに，先生の前だとそれが消えてしまう」と患者は語ることが多い。一方，患者の治療に通い続けるどうかの判断は初診時の治療者の態度や反応で決まる。どんなに上手に患者の

陰性感情を取り上げることに成功しても治療は決まって中断される。だから，いつも初診時のように「あたまを空っぽ」にして面接に臨むことは意義がある。

4）繰り返される自傷行為（大量服薬を含む）の対応

　彼らがどのような状況で自傷行為を行ったかが理解されると患者は主治医との関係に安心感を示す。とはいえ，診察のたびに，何度も自傷を行う患者を前にすると，主治医として無力感を覚え「なぜ切るの」と叱咤したくなるものである。この瞬間に，実は，重要なことが患者と主治医との間に起きている。それは，劣悪な環境の中で人間性を犠牲にして生きているにもかかわらず患者は，「自分が悪い」と考えて自分を罰している，という事実である。その空想が主治医に投影され，主治医は患者の厳しい態度に成り代わって叱咤したくなるのである。主治医が「叱咤」したくなった瞬間に，彼らを取り巻く環境のことを思い起こすと，「いろいろつらいことが多いのね」と彼らの行為を問題視せずに共感的になれる。このような理解と共感によって信頼関係が構築されると，現実の困った問題を語り始め，自傷行為という方法を捨てて，成熟した人間関係の中で緊張の緩和を図ることができるようになり，現実の人間関係にも変化が見られ始め，立ち直っていくのである。このような治療の経過を辿ると付き添っている家族にもよい影響を与え，家族の支持機能を高めることにつながる。家族は自分の気持ちを素直に語る子どもを歓迎する。ところが家族関係が膠着して修復不能の家庭も少なくない。その場合は，家庭というシステムに変化を与える専門家による家族療法を試みるべきかもしれない。

5）薬物治療

　一般に医師は患者の話を聞くだけでそのまま帰すことに躊躇するものである。薬を処方しないと居心地が悪いものである。患者や家族の方も，薬を処方されると，診察して理解してもらったという確認ができて，安心する。このように医師が処方するという行為はわが国の医療という風土に根ざしたものがあるのだが，あえて処方しないで「大丈夫だよ」と安心させるほうが誇りを傷つけなくてすむ場合もある。

　処方する薬物の中には，抗不安薬（ベンゾジアゼピン系）のように衝動性を抑えるどころか，緊張が高まったときに「切っちゃえ」と自傷行為を容易に起こさせ，しかも依存や乱用も招くので禁忌薬と考えた方がよい。BPD患者には

うつ感情を伴っていることが多いが，彼らの抑うつ感情は，怒り，空虚感が入り混じった不快な感情（アンヘドニア）なので，抗うつ薬も効果がない。三環系の抗うつ薬は大量服薬時の生命リスクを考え合わせると使用しないほうがよい。試みられる薬は，定型抗精神病薬の少量投与と非定型抗精神病薬である。いずれも認知の歪みや，怒りや敵意，自殺念慮，衝動性，抑うつ気分，対人関係によい効果をもたらす。

6）行動化の対応

① 限界設定（リミット・セッティング）は最小限度に

マスターソン（Masterson, J.F., 1979）が力説する限界設定は外来治療では行い難いので最小限にすべきである。先にも述べたように，外来治療という治療構造そのものが入院治療に比べて限界がある。たとえば夜間の緊急の対応はわれわれにはできない。であるからこそ患者を治療に引きつける必要があるし，その原動力が主治医の理想化なのである。

「行動化をしないように」といわれて，それを守れないのがBPD患者の自我の脆弱性である。あるいは「行動化をしないと約束できないと治療はできない」といっていると，いつまでも治療は始まらないし，患者の意識は行動化にのみ集中し，患者が何に困っているのかという治療的視点も曖昧になってくる。外来という限界の中で治療が行われるので，限界設定よりも環境を整える方が現実的である。また限界設定は技法的に芸術的センスを必要とする。うまくいくと「私のために先生が本気で向き合ってくれた」という印象をもたれることもある。しかしその後の扱いが難しい。長い治療経過の中で「行動化をしない」と約束をしていても，それを守れないことが必ず生じるのである。そのときの患者は自己否定感情や罪悪感でこころが充満するものなのである。主治医のほうも繰り返される行動化に反治療的な気持ちになりがちになる。

また，約束して安心するのは患者よりも環境側であることを押さえておくべきである。確かに医療スタッフ側の安心感は必要とは思うが，「行動化をしないように」という約束をした後もBPD患者は再び現実生活に戻らないといけない現実がある。もし限界設定をするのであれば，彼らが行動化に走らないような方法をも同時に提供するか，あるいは薬物治療や環境調整を併せて行うべきである。

②　限界設定に代わる技法＝治療の失敗という視点

とはいっても，患者の行動化は治療そのものを根底から破壊しかねる問題なので，限界設定に代わる技法を開発せざるを得ない。先に取り上げたようにBPD患者の万能的なニーズに主治医が応じきれなくなって，患者に幻滅を与えてしまったときの扱いを例に考えてみることにする。長い治療のかかわりの中で主治医も彼らに理解・共感できなかったりすることが起きるものである。そのときに「どうして行動に走ったの」と聞くのではなく，「どのように困っているの」と原因よりも患者の困っていることを優先することは治療的である。

というのは，BPD患者は主治医の失敗を自分のせいにすることで主治医との関係を修復しようとするからである。つまり，両親の仲が悪い原因は，あるいは親に虐待を受けたりする理由は「私が悪い子だから」と思っていたのと同じように，現実の治療の失敗を自分のせいにしようとするのである。これが「劇化」と呼ばれる現象である。その瞬間に，私たちの失敗を取り上げることで，つまり，それを演じること（playing）によって患者の凍結した『自己肯定』感情に温もりを与えることが可能になる。

たとえば，診察のあった夜に自傷行為をしたと知ったときに，「私に心配かけまいとしてつらい気持ちを話すのを遠慮されたのかな？　気づかなくてごめんなさい」と謝罪するのである。クリニックの精神科医はこれくらいのことはできないとBPD治療はできないと考えてよい。重要なポイントは，治療の失敗が患者にとって幻滅にならない程度に小さなものにすることである。主治医への小さな幻滅は，眠れない，薬の副作用として表現されることが多い。そのことを十分に知り尽くした上で治療を行っていくと，治療者との信頼関係が構築され，現実の困った問題を語り始め，行動化といった解決方法を捨てて，成熟した人間関係の中で心理的問題を解決できるようになり，現実の人間関係にも変化が見られ始め，立ち直っていくのである。

【症例4】自傷行為の激しい女性患者（3型）

入院していた病院を病室から飛び降りようと企てたために強制退院になった患者は，再び自傷行為が止められなくなって受診してきた。診察後，1週間後の受診を指示したが，3日後には自傷行為をして受診してきた。忙しい臨床の合間に予約外の患

者に対応するのは困難だったために，次のように患者に介入した。「退院したばかりのあなたを1週間後に予約したのはあなたの深刻さを私が汲み取りきれなかったことになりますね。しばらく週に2回診ていきましょう」と。患者はこのような危機介入で自傷行為をしなくなった。後にわかったことだが，主治医は限界設定をしていないにもかかわらず，患者はこのとき，「先生が切っては行けないといったのでもう二度度しません」と決意したという。

③ 思い切った入院治療の選択

行動化が激しく生命の危険を感じたら，患者に「入院が必要な状態だと思う」と伝えることは意味がある。そのとき入院するかどうかは別として，主治医の入院の選択は，患者の自我の疲弊や患者の置かれている状況に対する主治医の一つの解釈になることがある。それは患者の自我機能の脆弱性を受け止めたという主治医の考えを示すことになる。入院先の病院は，日頃より，協力できる病院を見つけておくに限る。BPD患者は入院をきっかけに治療の場を離れていくことが多いので，退院後は再び戻ってくることを前提に入院先の主治医とも話し合っておくことが重要である。

【症例5】出産後抑うつ状態に陥り自殺が懸念された女性患者

治療が4年目に入り，患者はある男性と結婚し，妊娠した。総合病院の産婦人科と連携をとりながら患者は無事女児を出産した。彼女を支える家族が現実にいなかったために，児童相談所と保健所と連携をとって，以下のような対応を行った。「彼女は精神的に不調になると自殺企図の危険性があるのと，それを防ぐにはすばやい入院が必要」と。医院の外でチームを作る場合，上記のような単純明快な治療環境を設定していくことが肝要である。案の定，出産後1カ月目には抑うつ状態になったので，「今のあなたには入院が必要」と伝えて，1カ月の入院を行った。この危機介入で彼女は回復し子どもの養育もできるようになった。

7）患者が抱えきれない問題を話題にしたとき

たとえば，患者は以下のような訴え方をしばしばする。「母親が小遣いや治療費を出してくれない」，「母親が薬を飲むなという」，「父親が干渉的」，「恋人

が暴力を振るう」，「恋人がメールに返事をくれない」，などである。対応のワンステップは，訴えられたときに患者に代わって問題解決を図るようなプレッシャーを感じるかどうかである。患者は苦しさを訴えても，それに対して「どうして欲しい」という訴え方はしないことが多い。にもかかわらず，それに圧迫を感じるようなら，ただ「大変だね」と同情するにとどめるとよい。すると患者は「先生は何もしてくれない。わかっていない」と攻撃的になる。その怒りを受け止め，「私はどうしたらよいですか」と患者に答えを出させるようにするのである。もしこのとき，主治医が患者に代わって行動に出ようとするなら，患者に巻き込まれ，境界を失うことになる。自分でまいた種は自分で刈り取ることを学ぶチャンスなので，一旦は，患者の片棒を担いで，その後にそれを降ろすとよい。

　多くは相手との間で前哨戦があるものである。浪費が嵩んでいるとか，薬を飲みたくないと訴えるとか，出会い系サイトに電話して厳格な父親を巻き込むとか，恋人に離れないでと無理をいうとか，恋人を怒らせたとか，必ずドラマがある。神経症水準の患者なら，その時間的流れ（因果関係）をまとめて語るのに対して，BPD患者は上記のように結果のみを伝えるので（相手に自分の問題を棚上げするコミュニケーション），主治医は共感的な態度を取れなくなってしまうのである。このように，もともと彼らが抱えている問題を，内的な問題として解決することと，現実の問題として解決しようとすることの二者択一は，精神科医を困難な状況に追い込む。そのとき，内と外のどちらかに働きかけようとするなら，治療は泥沼になるだけである。この内と外に橋を架けるのが外来精神科医の仕事になる。

8）「白か黒か」，「全か無か」，「良いか悪いか」というスプリッティング思考への対応

　BPD患者にしばしば見られるスプリッティング現象（splitting）は，周囲を巻き込んで「白か黒」「全か無」「よいか悪い」という二者択一の不毛の議論として現れることが多い。これに対して，オグデン（Ogden, T., 1986）はウィニコット（Winicott, D.W., 1965, 1971）の考えを採用して，BPD患者の治療者は「象徴と象徴されるものとのあいだの空間を『こじ開ける』試みを果てしなく続け，それによって意味が存在する領域を創造する」と述べている。同じ視点でリネハン

(Linehan, M.M., 1993)も「二分的考え方,すなわちスプリッティングというのは,定位か反定位の一方に固執するものであって,統合に向かない。よってBPD治療は（BPD患者には）固く根ざした相矛盾する立場や願望,観点などの間の対立が存在しているので,まず両極性を認識し,いってみれば,両方でもありどちらでもないという,見かけ上のパラドックス的な現実を理解しつつ,両極性を超えていく能力を育てること」と述べて,彼女の編み出したBPDの弁証法的行動療法のエッセンスとして捉えている。

スプリッティング現象は患者の自我の脆弱さを物語っているが,別の見方をするなら,治療を含めた現実生活が負担になっているときでもある。そのために環境調整を図るか,あるいは精神療法的介入が求められる。つまり,BPD治療ではこの現象を扱うことによって患者の自我が統合されるチャンスなのである。以下に,具体的なスプリット思考に関する対応例を述べることにする。

① 「入院したい」と訴えられたとき

患者の申し出を受け入れて,入院をさせる・させないといった二進も三進もいかない関係にならないようにするために,一方で「入院したくない気持ちもあるのでは」と介入する。患者のスプリット思考に風穴を開けるのである。結果的に,患者の判断や決断を優先し,主治医は入院に伴う現実的かつ合理的な説明をする。

② 治療初期に「働いていいですか」と訊ねられたとき

患者は自信がないから主治医にその判断を委ねていることが多い。あるいは,主治医の保証を求めているかもしれない。しかし,スプリット思考が働いているときは,主治医が止めても患者は聞かないし,働けると保証しても働けるどうか不安だというに違いない。ここで大切なことは仕事に就いて挫折させないことである。挫折すると,その自己愛的怒りは周囲を巻き込んだ行動化につながるからである。スプリット思考を明らかにしておくと,患者は働いても傷つく前に自ら止めるか,あるいは働くことに躊躇する。主治医を万能視しているので自分も働けるのではないかと錯覚しているだけなので,この錯覚に水をかけるのではなく（「私はあなたが働くことに何もできません」等と）,患者自らが「こころに耐えうる程度に失望する」過程が治療的なのである。

③ 「体重は毎日量ったほうがいいですか」と訊ねられたとき

摂食障害を合併した患者がよく訊ねる質問の1つ。ここでも2つの相反する考えがあることを共有する。そして主治医の気持ちが「量る・量らない」のどちらに傾いているかに思いを寄せる。その思いの反対極に患者はいるので，その立場での不安定さや，あるいは現実生活で困っていることを言語化させる。

　④ 「人は信じるべきでしょうか」と訊ねられたとき
　主治医が「信じるべき」と返事すると，患者は「裏切られるのでこれ以上信じられません」と答えるし，「信じないほうがよい」というと治療自体を否定することになるので，いずれにしても患者は不安定なままである。主治医は患者のスプリット思考を認識・共有し，困っている現実を明らかにする。ときには，いずれかの一方の考えの役割を担って患者の怒りを買ってもよい。あるいは「友達は必要だけど，その友達がいない自分」を気づかせることも可能である。

【症例6】「先生を信じてよいか」と質問する女性患者（2型）
　10代のころから精神科治療（数回の入院治療を含む）を受けてきた患者は，治療スタッフの一人に暴力を働いたために当院を紹介されて受診してきた。長い精神科治療のあいだに社会的存在は希薄になり，患者はそれを取り戻そうとして社会に出ては失敗して破壊的な行動化を繰り返していた。治療は進みこれまでにない安定を示して9カ月が経ったときである。患者は不安定になり，時間外に受診したり，家族に暴力を振るうようになった。そしてある診察の日に，対人関係がうまくいかないという話から「先生を信じてよいか」と質問してきた。主治医が「信じてよい」と返事すると，「信じて裏切られる」ことを不安がっているので信じられない。逆に，「信じないほうがよい」と返事すると，治療そのものが成り立たなくなる。そう考えて主治医は次のようにいった。「あなたの質問はあなたの存在の根本に関わる重要な問いだと思う。『信じてよい』とも『信じない方がよい』とも答えようがない問いです。そもそも信じられなくなってきたので懸命に私を失わないように『信じようとしている』のだと思う。最近，不調になったのもそのせいかもしれませんね」と彼女に答えた。ここで主治医は，主治医との関係で起きている問題を現実の出来事へと話題を移したのである。彼女は自分の混乱を理解してもらったといって安定した。

「精神科医の職業的役割と機能は信じてよいが，残りの部分は自由でよい」と返事する精神科医もいるが，BPD 患者はこのような玉虫色の介入はさらに混乱を来たす結果になるので，上記のような介入がよい．

9）家族への説明や生活指導のポイント
① 環境調整

BPD の治療では医療機関だけでは患者の行動化に対応できないとき，あるいは環境の調整を行うときに家族に治療参加を求めるときがある．その際，家族の治療に対する態度を参考に家族調整を行うとスムーズにいく．

a．拒否的（消極的）家族

治療に拒否的（消極的）な家族の場合は，無理に家族を治療の中に引っ込まないようにする．家族は本人に巻き込まれないようにしているのかもしれないし，あるいは主治医を信頼し現実生活の維持に重点を置いて生活しているのかもしれないので，患者が治療を休まずに続けていることは家族にとっては安心なのである．別の見方をするなら，主治医が患者を支えきれなくなって，家族を引っ張り出そうとしている治療関係に思いを寄せることが先決かもしれない．BPD 患者の家庭環境は両親の離婚や夫婦別居生活といった崩壊家族の場合が多いので，そのことを踏まえて治療を続けるようにする．

b．巻き込まれ型家族

父親までが巻き込まれて受診する家族の場合，すでに患者の支持組織としての家族は機能していないと判断すべきである．母親が父親の力を借りて患者を押さえ込もうとする支配が働いている場合もあるし，父親と娘との密着した関係が患者と母親とのアンビバレンスの防衛になっている場合もある．いずれにしろ，家族の力では患者を支えることができなくなっていると診断することからアプローチすべきであろう．一時的な入院を行って事態の収拾に努めるか，母親と息子，父親と娘といった関係に割って入り，同性同士の関係を補強するような介入が必要になってくる．たとえば娘の散歩には父親ではなくて母親が伴うなどである．

c．母親が治療に熱心な家族

父親は仕事に熱心（あるいは逃げている）で母親だけが治療に積極的な家族が日本ではよく見かける．自然の流れを重視して，患者の断りを入れた上で，

母親同席面接を行うようにすべきである。患者の変化によって父親が自発的に治療に登場すると治療は進展するものである。どんな場合でも，父親の参加は決して焦らずに治療の流れに任せる方がよい。

　いずれの家族の場合でも，家族がBPD患者の問題行動を感情に任せて叱責すると関係を悪化させるので，家族が感情をコントロールして，子どもの気持ちに耳を傾けることを勧めるほうがよい。その際，自傷患者は他人を攻撃するのが苦手で自分に怒りを向けていること，幼い頃から「見捨てられ」「自分は悪い子」空想をもっていること，を理解させる。家族と接するときには「誰が悪いのか」と，犯人探しにならないようにすべきで，家族も病んでいると認識して受容的に接する必要がある。

　②　家族相談

　家族から以下のような相談を持ちこまれることが多々ある。昼夜逆転の生活，暴力がひどい，ネットに嵌っている，自傷行為をしている，金遣いが荒い，などをどうしたらよいのかという問題である。必ず家族は「ほっといてよいものか」と訊ねてくる。家族の心配はもっともなことばかりなのであるが，家族には「患者が困っている」という視点が欠けているのも事実である。患者は家族に自分の内的問題，たとえば見捨てられ不安や空虚感や無力感，の片棒を担がせようとしているだけなのかもしれない。だから「(患者は)何に困っているのでしょうかね」と直面化させて，家族に理解と共感という視点を持たせるのである。患者のことは家族のほうがわれわれ精神科医よりもずっと知っている。ただ何に困っているのかという病理性の点で専門家を頼っているだけなのである。

【症例7】心機一転で専門学校に通うようになった女性患者

　患者は数年の治療の後に専門学校に通うために家を出て一人住まいを始めた。そして治療機関も移った。ところが1カ月もしないうちに患者は適応できずに故郷の母親に毎日電話をするようになった。母親も心配になって新しい主治医のもとを訪ねてきた。「親として子どもにどう接したらよいでしょうか」と母親は訴えた。主治医は母親の困っていることを聞いて次のような介入を行った。「彼女の訴えを聞いて，学校をあきらめなさいといっても聞かないし，がんばりなさいと励ますと彼女から『お母さんは私の苦しみがわかっていない』と非難されるのですね。しかし，話を聞く限り

では，彼女はあなたに『どうしてほしい』とはいってないように思えますが」と。母親は子どもとの間で境界がなくなりつつあることを知って冷静さを取り戻して，現実に彼女をサポートする方法を一緒に考えるようになって彼女も立ち直った。

10）入院治療について

　今日ではパーソナリティ改築を狙った長期入院治療は少なくなり，自殺の危険性や自己破壊的な行動化を外来で管理できないときに入院治療が選ばれることが多くなった。入院治療を選ぶ際に注意しなければならないのは患者が病棟にうまく適応できるかという視点を持つことである。対人関係や適応能力に障害を持つ患者を入院させるわけだから患者および家族に対する十分な説明と同意を要する。患者は入院に対してアンビバレントな態度をとることが多いので，入院先の病院とは日ごろから連携が取れるようにしておくと患者や家族は安心する。

　入院施設を患者および家族に速やかに紹介できないのが外来治療の現状なのではあるが，紹介できる施設を持ち合わせているかどうかは，その後の治療にも大きく影響してくる。入院先の病院との連携が速やかに取れると，入院治療の中断，退院後の継続治療にうまく対応できるし，このような連携は患者の「見捨てられ不安」の軽減につながる。

　また患者や家族から入院希望があったときは，入院の妥当性があるなら，もっともなことだと受容し，次に入院に関するメリットとデメリットを説明するようにする。その後に，可能であれば，治療関係に話題を移すと実りある場合が多い。つまり，治療に疑義が生じ，その解決策の1つに入院治療を選んでいることもあるので，そのことを率直に話し合うことが勧められる。

　また，入院に同意しても入院を継続できない患者が多いのもよくあることである。このとき入院治療を失敗したと患者に幻滅を感じさせないように配慮すべきである。病棟主治医は入院時の「契約」を楯に入院継続を説得したりすると「契約」が一人歩きして泥沼状態に陥りかねないし，患者の病理性を持ち出して退院を許可しないといった治療態度はますます治療をこじらせるだけである。患者は入院を継続できないことで「先生（外来主治医）の期待を裏切った」という罪悪感に打ちひしがれ，「退院する私は駄目な人間」と考えて絶望的に

なっているものである。

11）他の治療法との併用について

　診療所で行われているBPDの治療は，精神科医が薬物治療を併用して家族の相談に乗るなどの環境調整を行いながら共感と理解をもとにマネージメントしていくやり方が一般的である。その際，治療目標を到達可能で患者が困っている現実問題に焦点を当てる。現実の適応に援助する姿勢を示すだけでも患者は治療意欲が高まる。

　しかし上記のやり方で治療できる患者は限られており，BPD治療には，その病理の深刻さからも薬物治療の他に個人精神療法（精神分析的精神療法など），集団療法，家族療法，集団精神療法，デイケア治療，家族心理教育的アプローチ，などが併用される。その際には，上記にも述べたように治療契約が重要になってくる。たとえば，集団精神療法を導入する際には，最小限度の約束事を守ってもらうように伝える。具体的に，①集団内で話し合われたことを外部に洩らさない，②集団療法場面以外での個人的な交流はしない，③他の参加者への言語的，身体的暴力の禁止，④これらのルールを守れない場合には参加を遠慮してもらう，などである。デイケアや個人精神療法でも同様である。

　多種多様の治療を同時に導入にするには専門的な技術が要求される。たとえば，薬物治療を行う際には，精神科医と患者との共同作業によって行われることはいうまでもないことだが，大量服薬で死に直結するような危険な薬物を選択する際には十分な説明と精神科医によるモニタリングが必要であると同時に，同意が得られない，自殺念慮が強い，などの理由でこのような薬物治療を回避することで生じる治療上のマイナス面も考慮する必要がある。先にも述べたように，大量服薬をしないという「契約」を取りつけてもそれを行うのがBPD患者である。大量服薬をした場合，行動化を起こした責任を患者にのみ押しつけるのではなく，「契約」の二文字で患者を支配しないような治療態度が望まれる。いい古された言葉であるが，精神科治療は患者と治療者との対人関係に左右されるので，治療者側の「治療の失敗」といった側面に謙虚に思いを寄せることは治療を成功に結びつける可能性を高める。

　また他の治療の併用については治療の早い段階で説明しておく必要がある。各診療所で提供できるBPD治療プログラムを盛り込んだ小冊子を用意するな

ど，精神科医による患者および家族の教育は重要になってくる。しかも，チーム治療内での患者の行動化の対応には専門的な熟練を要するし，治療中断後の家庭内暴力や社会的引きこもりについての保健所などとの連携が必要になってくることがある。

12) 治療の終結と社会参加

いよいよ治療も終盤に近くなると社会に参加することが話題になってくる。治療のどの時期でも患者から就労の相談があったときには見合わせるようにするのが基本である。患者は自信がないから相談するのであって，その自信のなさは現実検討識能力が損なわれていない証拠でもある。そのためにも相談を受けたときは「見合わせてはみては」と指導する。逆に，治療初期を除いて，仕事を見つけてきたときはそれを支援するほうがよい。

社会に出るまでの期間は３型によってそれぞれ異なる。１型は数年を要する。個人精神療法が奏効することがあるが，主治医は現実生活を支えながら社会適応を支援する。２型は10年以上，ときには仕事についても主治医が引退するまで治療に通ってくることがある。結婚するケースも出てくる。出産には保健所や児童相談所などと連携し，育児をサポートするなどのチーム作りが主治医の仕事になる。３型は２〜３年で治療が終了するケースが多い。状態の改善と社会適応が治療目標になる。

【症例８】働いていることを主治医に内緒にしていた女性患者（１型）

彼女は大食症とリストカットで数回の入院歴があった。自傷行為や病院を離院するなど激しい行動化が多かった。数年後，当院を紹介されてきた。患者はこれまでと同じような行動化を繰り返したが，それは次第に収まった。１年後，診察も患者の希望で２週に１回となった。彼女は「自分でやれるようになったから」という説明をした。その後，患者のよそよそしい態度が気になったので，「私に話せないことでもありますか」と質問してみた。彼女は「実は３カ月前からアルバイトを続けています。うまくやっていけそうなのですが，そのことを先生に知られると，年金をストップされると思って秘密にしていました」と語った。このように，社会参加を主治医に相談しない場合は，治療スタッフ以外に相談役を作っていてうまくいくことが多い。

13）患者教育ならびに家族会および家族心理教育的アプローチ

今後，精神科診療所でもっとも取り入れられるべき領域である。患者はその対人関係の不安定さや社会適応度の低さから社会に出ることへ臆病になっているばかりでなく，社会との接点を失うことを強く恐れているために行動化に走りやすい心理状態に追い込まれている。その不安を軽減させるためにも治療の見通しや就業プログラムを提供できることは行動化を少なくさせる。患者が根気よく治療に通うことを支援する精神科医の役割は大きいし，家族への教育はさらに必要と思われる。

14）スタッフ・ミーティングと境界侵犯と治療スタッフの教育

BPDの治療への情熱に水をかけるのが境界侵犯と暴力の2つの問題である。特に一人院長で運営している場合は，これらの問題発生で「BPD患者は二度と診ない」と決意した院長もいる。このような問題の解決のためには，スタッフの熟練とチーム・ミーティングは欠かせない。

境界侵犯（boundary violations）とは患者と治療スタッフの双方が共にそれぞれの役割と越えることをいう。共に昼食をとるとかメール・アドレスを教えあうなどである。中には性的関係を持つこともあるので普段からスタッフの教育は怠らないように準備しておく。このような境界侵犯はかつて通院していた患者を職員として雇用するようなバウンダリーに問題のある主治医のもとで生じやすいものである。

境界侵犯防止のために欠かせないのは院内で行う研究会である。研究会が院内のチーム作りの基礎になる。チームの要になる精神科医がどのような考えの下でBPD治療を行っているかがスタッフに共有されると境界侵犯の防波堤になる。境界侵犯はチーム内の人間関係の隙間から発生することもある。そのために，チーム・ミーティングや研究会といった意見交換が必須のものになる。治療チームは精神科医を中心とするよりも患者を中心に組織されるとスタッフ間の衝突や意見の食い違いを防ぐことができる。

【症例9】女性スタッフに恋心を寄せた男性患者

家族に暴力を振るっていた男性患者は次第に家族から学校へと関心を移すようになった。患者は自分の得意科目であった日本史に関する書物を読み漁るようになっ

た。と同時に患者は女性スタッフの一人に恋心を寄せるようになり，自分の好きな本をラブレターとともに彼女にプレゼントしてきた。彼女は迷わずにチームの責任者である精神科医に相談した。主治医は過度に反応しないように助言した。このようなすばやい行動ができたのは院内研究会で上記のようなエピソードを勉強していたからである。その対応によって患者も傷つくこともなく治療に専念できた。

Ⅳ　これからの問題

　これからの問題として，BPDの寛解についてと「死にたい」と訴える患者の対応について，の2つを取り上げたい。BPDの改善率を上げるには患者の社会適応を援助することと自殺率を下げることになるので，まず自験例を報告して上記の2つの問題について述べていく。

1．自験例（表7〜10）

　平成9年5月から平成17年3月までに担当した，初診から2年以上を経過した自験例126例のうち著明改善は40例，中等度改善は49例，不変27例，自殺を含む悪化は10例。3:4:3という比率である。著明改善の内訳を見ると無職が8例もいた。社会から引きこもることで安定していたのである。さらに初診から5年以上経過している67例（男12，女55）のうち治療が継続している者は27例（男6，女21）に上った。その中で著明改善12，中等度改善15である。働いている人は11人，結婚している人は4人だった。以上より，自験例ではBPD患者の3割は著明改善，4割は中等度改善，残り3割は変わらない，といえる。そしてBPD治療が継続すると，改善率は高くなるのである。

2．境界性パーソナリティ障害の寛解について

　「BPDは治らない」と考える精神科医は少なくない。それはBPD患者に対する陰性感情から「治らない」といっていることが多く何の根拠もない。BPD患者が嫌いになるのは，想像するに，患者が煩わしいと感じるからだと思う。自分の外来治療の進め方に患者から茶々を入れられるのが嫌いだからである。それと，良くなったと報告されるのも束の間，翌日は自傷行為，といった具合

表7　自験例BPD126例の分析

- 自験例126例＝男性17例（14.1％）＋女性109例（85.9％）
  平成９年５月から平成17年３月まで（以前の症例は除く）

- 治療転帰
  - 治療終結 …………………………………………………………… 12
  - 治療未終結－a（転居） ……………………………………………… 10
  　　　　　　－b（他院へ外来紹介） ………………………………… 16
  　　　　　　－c（他院へ入院紹介） ………………………………… 8
  - 治療継続中 ………………………………………………………… 65
  - 治療中断 …………………………………………………………… 6
  - 治療導入できず …………………………………………………… 6
  - 自殺 ………………………………………………………………… 3

表8　自験例BPD126例の分析

- 改善度
  - １度：著明改善 …………………………………………………… 40
  - ２度：中等度改善－a（現実問題） ………………………………… 20
  　　　　　　　　　－b（治療関係） ………………………………… 24
  　　　　　　　　　－c（発達課題） ………………………………… 5
  - ３度：不変 ………………………………………………………… 27
  - ４度：悪化（自殺を含む） ………………………………………… 10

  ※　著明改善率32.2％
  　　中等度以上の改善率70.6

に不安定なのに耐えられないのだと思う．逆にいうと，耐えているうちに患者は良くなっていくのである．ここで，自験例で治療中に「これから彼女はどのような人生を送るのだろうか」と，何度となく危機を乗り越えて劇的な改善を見た症例を提示しよう．

【症例10】小学５年生で発症した女子
　食事の好き嫌いが激しかったが，いろんなことに「可笑しがる」子だった．幼稚園

表9　自験例BPD126例の分析

- 著明改善40例（31.0%）
    - 男女差：男性8（20%），女性32（80%）
    - 社会的身分
        - アルバイト ……………………………………………… 5
        - 正社員 …………………………………………………… 10
        - 結婚 ……………………………………………………… 5
        - 学校（大学・専門学校） ……………………………… 12
        - 無職 ……………………………………………………… 8
- 結婚5例：治療中に3例，アルバイト2例，挙子1例

表10　自験例BPD126例の分析

- 中等度改善－a（現実問題） …………………………………… 20
　　　　　　 －b（治療関係） …………………………………… 24
　　　　　　 －c（発達課題） …………………………………… 5
- 彼らの社会参加をどのように支援するか
    - 高校中退はBPD全体の約3割
    - 社会適応は悪い＝挫折感と劣等感が強い
    - 仕事は長続きしない

の面接のときに，先生から「別の部屋に行こう」といわれて「どうして？」と反応するような他の子どもとはちょっと違うところもあった。そして母子分離が困難で幼稚園に入ると，母と別れる際に大泣きしたり，母を求めて園を脱走したりしたが，しばらくすると園にも慣れて友達も多かった。地元の小学校に入学して5年生まで元気に過ごした。書道が得意で小学3年から初めてすぐに上達して5段の腕前。初経は10歳と早かった。

　小学5年に上がるときに友達が転校して去った。それから苛々するようになって母親に当たるようになった。食事も食べ過ぎたりしてムラが出るようになった。授業中に集中できなくなって成績も急激に落ちた。友達との距離が取れなくなって衝突することが増えて笑顔が少なくなった。夏休み前にはミニバスケットのチームを結成したり，別に習い事を始めたり，一時も落ち着かない日々が続いて，「お前を殺す」と喚い

て母親に暴力を振るうようになった。そして小5の12月に彼女も「病院へ行きたい」といい出すようになって当院を受診してきた。ボーダーライン・チャイルド（患者家族には非定型感情障害と説明した）の診断で種々の薬物治療を行ったが効果はまったくなかった。それからの7年間は大混乱の日々が毎日続いた。

　まさしく"不安定の安定"という表現がぴったりだった。この間，薬の副作用で夜間に急患センターを受診したり，あちこちの病院に入院を何度も依頼した。学校内で自傷行為に走って学校側との連携も取るなどしたが，登校は状態を悪化する原因の一つで不登校を受け入れざるを得なかった。入院回数も自らの希望も含めて数回に及んだ。今から思うと改善の兆しは自ら希望した3回目の長期入院後からだった。年上の女性患者との交流が見られ，退院後も彼女の家に宿泊するようになった。彼女に贈り物をする様子はまだまだ拙いものだったが，彼女との関係は安定していた。一方，退院すると，母親は彼女の命ずるままに数時間のドライブを数年間毎日続けた。家に居ると家庭内暴力を振るうので常に車で動いていないと落ち着いていれなかったのである。ただ運転する母親との間で興奮して走る車から飛び降りて整形外科に通院することもあった。過食のために体重も80kgを超えた。入学した高校は中退。自傷行為も激しく，頬にカッターで×印をつけた。

　こうした不安定に終止符を打ったのは，「お母さんが悪い！」といい出して一人暮らしとアルバイトを始めたことだった。その直前までは極度に不安定が続き，過食嘔吐が再出現するなど，筆者は電気けいれん療法を考えたり，彼女の方からは何度となく「母親が悪い，母親を変えて下さい」という要求が続いたりした矢先だった。母親は性格が真面目で几帳面すぎるところがあった。来週の水曜日の3時に受診を予約すると，何が何でもそれを守った。性格的に"遊び"が欲しかったが，それがまた，母親の良いところでもあったので，筆者としても何も言えなかった。

　それからは，小さな波はあったが，徐々に改善して1年後には1カ月に1回の通院になった。2年後には困ったことがあったときに受診する形が続いている。2年半仕事も続けている。

　彼女が改善したのは，彼女が「可笑しがる子」だと形容されたように，他者とのかかわりをポジティブに捉える天性の能力を持っていることが大きかった。それと同程度で環境側の耐える力も大きかった。ウィニコット（1947）が『逆

転移のなかの憎しみ』の中で分析家の「憎しみ」について述べているように，何よりも，環境側が彼女の心を壊さないまでに憎めたのも大きかったと思う。ウィニコットは「母親は，赤ん坊を憎むことを，……容認できなければならない。しかし，それを表現することはできない。……自分の赤ん坊によってひどく傷つけられながら，子どもに報復しないで大いに憎むことができる能力，そして後日，あるかもしれない，あるいはないかもしれない報酬を待つ彼女の能力である」と述べている。このウィニコットの言葉を彼女の母親に贈りたい。

1）BPDの寛解とは何か

BPDの寛解とは，DSM流に述べるなら，その項目を満たさなくなることだが，患者にすると状態の安定よりも社会的自己の確立，すなわち社会の中で他の人たちと一緒に生活し，しかも現実社会の中で自分の姿を描き続けているかどうかにある。それは，胃がんを手術して医者は完治したといっても，ダンピング症候群に悩まされて通常の生活を送れないと，患者は主観的に良くなったとはいえないのと同じことである。つまり，BPD患者の寛解とは状態の改善とともに「身の丈にあった」生活を送り，自分に誇りを取り戻すことになるのだと思う。また患者の多くが働けるようになりたいといっている。そして，困難な状況で不安に陥っても，その不安を「心の中に収める」能力を身につけることも求めている。彼らは，悪いものを外に排除しようとするために不快な気分にさせる出来事を避けるしかないので何ごとも長続きしない。健康な人なら簡単にできるこの「継続すること」が彼らはできないのである。

ここで症例を呈示して，いかに彼らがDSM-Ⅳ-TRの症状から解放されても，主観的には苦悩しているかを報告する。

【症例11】初診時21歳の女性

幼いころから手のかからないよい子で絵を描くのが得意だった。小4で転校してから学校でいじめにあった。このころは家庭内も緊張していた。彼女は勉強に打ち込むことでその危機を乗り越えようとしたが，高校に入ってダウンし精神科治療を受けるようになった。高校は中退し，大検を受けて，大学に入ったが，2週間で中退。これまでに7回の入院歴，自殺企図，自傷行為，抑うつ，不安定な男性との関係が続いて，当院を受診してきた。

治療は現実生活で困っていることを一つ一つ丁寧に扱っていくうちに，9カ月で症状はほぼ消失した。と言っても，現実のことを考えると途端に，落ち込むことを繰り返したが，うつ病のそれとは違っていた。この間，患者が家族や恋人を悪者にするスプリッティングを扱うために臨時の家族面接もセッティングした。1年後，大学に進むか仕事に就くかで彼女は不安定になった。前医はBPDとうつ病という2つの診断をつけていたが，このうつ状態がうつ病のうつではなくて万能感の挫折によるものがわかってきた。

　これ以上社会で失敗しないようにするためにWAIS-Ⅲを行って（作業能率やワーキングメモについて）彼女にわかるように説明した。その後，3カ月の短期のバイトをこなすことができたが，彼女は「普通の人が簡単にできることが私にはできないのです。これまで『治る』ということが『楽』になると思っていたのですが，今は『治る』ということは何ごとも継続させることだと知って，辛くなりました」とため息をついた。これからが彼女の本当の闘いなのである。

2）BPDの長期予後の研究

　BPDの自然史は，10代後半から20代にかけて症状が現れ，30〜40代になると症状は緩和される，といわれている。マックグラシャン（McGlashan, T.H., 1986）はチェストナットロッジ病院に90日以上入院した患者の平均15年後の社会的適応度と精神・行動症状について追跡調査を行った。それによると，回復群16％，働いて活動的な社会生活を送る37％，中等度の改善26％，軽度回復16％，慢性群5％，さらに，ほぼ半数の患者が子の親として生活していたことが明らかになった。しかも10年以内よりも20年前後で改善率が上がり，その社会適応はうつ病と同程度だった。また，ストーン（1990）の調査では，退院して10〜15年が経過したころから徐々に社会適応性が高まり症状も緩和している。2分の1の女性患者と4分の1の男性患者が親密な対人関係を築けるようになって，2分の1から4分の3の患者がフルタイムの仕事を持っていたが，自殺率は9％程度あった。つまり，晩熟現象と社会生活を経験することが彼らの適応能力を高めるのである。ただ，35歳を過ぎると自殺が増え，50歳を過ぎると再び不安定になる，という報告は見逃せない（Stone, M.H., 1990）。

3）BPDの寛解の2つのタイプ

①環境側の変化による改善＝退行型

　ガンダーソンら（Gunderson, J. G. et al., 2003）は「約10％のBPD患者が6カ月という短期間に劇的に寛解し，それは2年後のフローアップ面接でも18例中1例の再発を除いて寛解を維持していた」と報告した。そして，改善の決定的な要因として，状況の変化と合併していたⅠ軸診断の寛解を挙げている。状況の変化とは，突然の離婚や子どもの養育権をめぐる争いの解決，葛藤に満ちた同棲生活などのストレスフルな状況の変化や新しいパートナーとの生活による同棲生活，あるいは対人関係から距離を置くといったものである。

　彼らの研究は，Ⅰ軸障害の改善と環境の変化によって，つまり柔軟性に欠けるパーソナリティを持つ患者の環境を調整することでDSM-Ⅳ-TRの症状が劇的に消失したのであって，パーソナリティの成熟による安定ではない。再び葛藤に満ちた現実状況に入ると再発する可能性も生じる。つまり，未熟なパーソナリティを持つ人が葛藤に満ちた状況に陥ってDSM-Ⅳ-TRを満たす状態が長期化した患者ということである。

　このタイプの改善はうつ病をモデルに考えるとより理解が深まる。うつ病の患者が治療によって寛解したとして，もともと持っている病前性格に周囲が迷惑することもある。うつ病者は外では適応的だが家庭では頑固で支配的で暴力的という指摘は少なくない。またBPD患者では社会的に引きこもることで安定したケースも珍しくない。自験例では，著明改善40例のなかで仕事もせずに家に引きこもっている者が8例いた。症状からは解放されたが，主観的には「働くことを諦めたことで生じる安定」なのであって，決して自尊心が復活したわけではない。

②パーソナリティの変化に伴う改善＝持続型

　一方，退行型BPDのように環境側が柔軟に変化し彼らの適応を手助けしても，短期間ではなかなか安定しない患者がいる。パーソナリティの変化を必要とする患者たちである。退行型よりもこの持続型の方が多い。そのためには他者との治療的交流を必要とする。組み合わせ治療の中で，患者が示すさまざまな問題を扱っていく過程で患者のパーソナリティに変化を与えていく治療になる。

4）BPDの寛解・回復

　不安定で，一時混沌とした治療にもいつかは終結の時期が訪れる。Ⅰ軸とⅡ軸障害の症状の消失と社会適応が終結の時期である。心理的には「葛藤を行動化せず」に「こころに抱える能力」の獲得にある。BPD患者の終結は週に1回の通院が2週に1回になり，アルバイトや就職や結婚を機会に治療へのエネルギーは社会に向けられ，困ったときに一過性に集中治療が行われるなどの経過を辿って治療から次第に離れていくことが多い。その際に，主治医が押さえておくべきことは，BPD患者の適応能力の低さにある。そのため，患者の中には社会から引きこもることで安定する者も現れる。知能検査WAIS-Ⅲなどによって作業能率のバランスの悪さを前もって知っておくと彼らの客観的観察の参考になる。治療の終結が近くなったとき，同性同士の親しい関係を築いていると，予後は良好である。

　患者は過去の社会適応の度重なる失敗のために社会に出ることに臆病になっている。その不安を軽減させるためにも治療の見通しや就業プログラムを提供できることは行動化を少なくさせる。患者が根気よく治療に通うことを支援する精神科医の役割は大きいし，家族への教育はさらに必要と思われる。

5）社会参加について

　先の自験例でも述べたように，BPD患者の社会参加をどのように援助するかが今後の課題の一つである。自験例を要約すると，

　①2, 3年の外来治療で速やかに状態が回復し，社会参加する患者がいる。

　②しかし，社会参加できない患者の数はさらに多い。

　③度重なる社会適応の失敗が悪性退行の遷延化の原因の一つになっている。

　④高校中退はBPD全体の約3割。

　⑤社会適応は悪い＝挫折感と劣等感が強い。

　⑥仕事は長続きしない。

　なぜ，社会参加が困難なのか。当院に通院する社会適応の悪い患者36例（**表11**）を参考に分析してみた。社会適応の悪い患者とは，長期にわたる不登校・引きこもり，家族のみの人間関係，狭い（部分的）対人関係しか持てない，仕事が長続きしない，当院に通院する患者たちである。性差はない。疾患はBPDが12名と最も多い。他のパーソナリティ障害5例,発達障害は合計すると6例

表 11　社会適応の悪い患者 36 例

- 社会適応の悪い患者
    長期にわたる不登校・引きこもり，家族のみの関係
    狭い（部分的）対人関係，仕事が長続きしない．
- 性差：男性17 + 女性19
- 疾患：

ADHD	3	アスペルガー障害	3
BPD	12	自己愛性PD	2
回避性PD	2	統合失調型PD	1
適応障害	3	大うつ病性障害	1
双極性障害	1	統合失調症	3
強迫性障害	2	摂食障害	2
選択的緘黙症	1		

表 12　BPD 患者はなぜ社会参加が困難なのか

- 生物学的な問題
    眼球運動と暗算や逆唱を同時にできない
    　（中脳）　（前頭葉）
    眼球運動が拙劣な患者も少なくない
    ↓
    ワーキングメモリに余裕がない
    　（働いている患者は上記問題を楽にこなす）
- 精神状態が安定し，働きたいという患者に，診察時に上記のような簡易な脳力テストを行う．
- 問題患者はWAIS-Ⅲを行う

である．

　次に，36 例の患者すべてに，以下の簡易のワーキングメモリの検査を行った（**表 12**）．対照として，仕事に就いている患者（BPD も含む）にも同検査を行ってみた．結果は以下の通りであった（**表 13**）．

①追跡眼球運動と単純な計算を同時にさせると彼らはこの問題ができない．眼球運動は中脳，暗算や逆唱は前頭葉が司るので，2つを同時に行うことで

表13　まとめ

- 多くのBPD患者にとって，精神状態の改善が，即，社会参加につながらない。何故なのか？
- BPD患者の脳にも問題があった
- BPD患者に，
    1. 眼球運動と単純な計算を同時にさせると，彼らはこの簡単な問題ができない
    2. さらに，できない患者にはWAIS-Ⅲを施行すると，IQのディスクレパンシーが認められた
    3. にもかかわらず彼らは，普通の人であろうと悪戦苦闘しては，不適応を繰り返して自信喪失している

表14　社会参加治療プログラム

- BPD患者の社会参加を促す治療プログラムを考案した
    1. WAIS-Ⅲのディスクレパンシーを分析する
       それに基づいた治療プログラムを計画する
    2. 治療プログラムの要諦
       治療プログラムに参加することで，
       1) 脳機能のディスクレパンシーを受け入れる
       2) 漠然とした可能性の限界を受け入れる
       3) IQの高い領域を生かす
       4) 万能感の脱錯覚化過程の第一歩になる

ワーキングメモリを簡単に測ることができる。

②さらに，できない患者にはWAIS-Ⅲを施行すると，全例にIQのディスクレパンシーが認められた（図2，図3）。

③にもかかわらず彼らは，普通の人であろうと悪戦苦闘しては，不適応を繰り返して自信喪失している。

④対照の仕事に就いているBPD群では1の項目を難なくやりこなせた。

この事実をもとに当院ではBPD患者の社会参加を促す治療プログラムを考案して，ショートケアに参加することを勧め，就労支援に役立たせている。その一部は，第9回日精診チーム医療・地域リハビリテーション研修会（2001）で

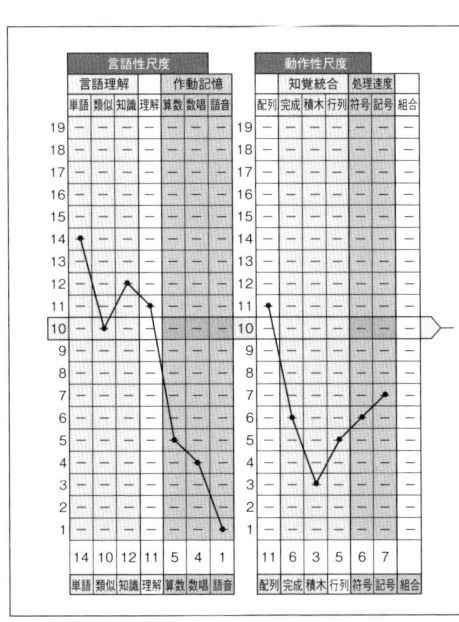

言語性尺度							動作性尺度						
言語理解				作動記憶			知覚統合				処理速度		
単語	類似	知識	理解	算数	数唱	語音	配列	完成	積木	行列	符号	記号	組合
14	10	12	11	5	4	1	11	6	3	5	6	7	

- 手先は不器用で運動神経も鈍い
- 高校生は生徒会活動
- 大学院で不適応
- バイトが長続きしない
- 言語性と動作性，言語理解と知覚統合・作動記憶・処理速度，知覚統合と処理速度，作動記憶と処理速度に有意差（0.05以下）

図2　WAIS-Ⅲ　特定不能の発達障害（男性）

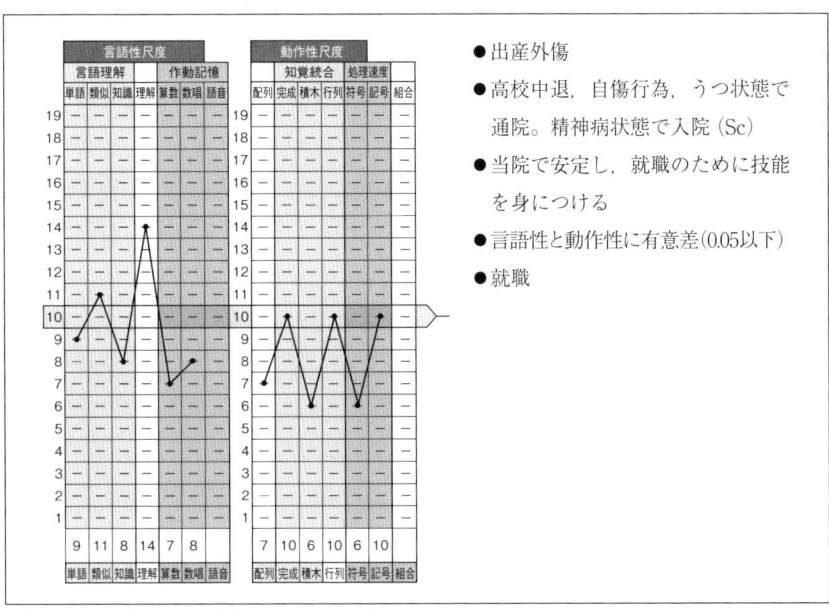

言語性尺度							動作性尺度						
言語理解				作動記憶			知覚統合				処理速度		
単語	類似	知識	理解	算数	数唱	語音	配列	完成	積木	行列	符号	記号	組合
9	11	8	14	7	8		7	10	6	10	6	10	

- 出産外傷
- 高校中退，自傷行為，うつ状態で通院。精神病状態で入院（Sc）
- 当院で安定し，就職のために技能を身につける
- 言語性と動作性に有意差（0.05以下）
- 就職

図3　WAIS-Ⅲ　BPD（女性）

報告した（表14）。

3. 「死にたい」と訴える患者の対応

あるBPDの女性患者が「私が不調になると旦那も不調になる」というのでしばらく話を聞いた。「私が『死にたい』といって，旦那を苦しめてしまうのです。旦那は本気にしてしまうから。私は『死にたい』といって楽になるけど，旦那は泣きそうな顔になる。それからは『死にたい』といわないでいたら，今度は私のほうが余計苦しくなった」とため息をついた。

1) 基本的な治療姿勢

BPD治療の最優先項目は生命の安全である。先に示したように，BPDの自殺率は8～10%と高く，この厳しい現実から目をそらさずに，しかも自殺を恐れておよび腰にならないように治療を進めなければならない。また，BPD患者の自殺には2つのピークがある。治療初期の若いBPD患者は衝動コントロールの悪さのために命を落とす危険性が高く，状態が安定してくる30代でも，社会に適応できないと死を選択する可能性が高い。こうした事実から，治療初期には状態の安定（パーソナリティの成熟）を，治療後期には社会適応を考慮しながら治療を進めるということになる。

ある患者は不快な感情を吐き出したいために「死にたい」と訴えているのであって，治療者は患者の話に「言う通り」に反応せずに「ゆとり」をもって対応して欲しいと駄洒落を飛ばした。患者はあることをきっかけに不快な思いを体験し，その気持ちを軽くするために「死にたい」と思っている。特別，治療者に自殺を止めてもらいたいとも思っていないし，本気で死にたいとも思っていない。ところが，壁に向かって吐くのでは効果がないので，治療者に「死にたい」と訴えて，しかも，そのつらい思いを味わってもらわないと気持ちが収まらないだけなのである。だから筆者は患者の話に身を入れながら，同時に，「ウンウン」と聞き流すことにしている。まず私たちに求められているのは，あれこれせずに，患者が思いの丈「死にたい」と吐き出す場所を提供することにある。

ところが患者の中には「死にたい」と思う気持ちと「死にたくない」と思う気持ちの間で葛藤状況に陥っている者もいる。その緊張を軽くするために，誰

かに「死にたくない」と思う気持ちを担ってもらう必要があるのである。この心の中の交じり合うことのない矛盾が治療者との間で展開する様を，患者にわかりやすく説明するために，筆者は「一人二役の劇化」と呼んでいる。

2）迎合か反発か

「一人二役の劇化」とは，患者に「死にたい」といわれると，先述したように治療者は「死ぬ」ことを止めさせようとする気持ちになる関係のことである。そして，「死にたい」という患者と「死んではいけない」という治療者との間で抜き差しならぬ関係が起きて，患者の「心のクセ」，つまり偏りのある硬直したパーソナリティ構造，が表面化するので，それを繰り返し治療的に扱える。

しばしば見られるパターンが，治療者の立場を考えて自分の思いを引っ込め，治療者に迎合し，患者は「死なない」と約束をする場合である。しかし治療の場を離れて現実世界に戻ると，治療者との約束を守り通せるとは限らない。むしろできないことが多い。そのため治療者との約束を巡って「守ろうとする」自分と「守れない」自分との間で葛藤が高まり，その不快感を行動化することで解消しようとする。最もよく行われる行動化は自己破壊的行動で，自傷行為や過食・嘔吐などである。

そして，それと同じ頻度で多いのが，自分の思いを貫き通して，治療者との間で対立が生じる場合である。「死にたい」と訴えて，それを引きとめようとする治療者に対して反発し，「自分の苦しみがわかっていない」と不満をぶつけ，治療者の方も患者の強烈な感情に腰砕けて，薬物治療に頼ろうとしたり，あるいは家族介入や入院治療の選択を迫るといった治療展開が起きる。あるいは困った患者だと不快感を顔に出し，患者は見捨てられまいとしがみつき，両者は渾沌とした状況に陥るのである。

3）「対峙」という治療態度

治療者を気遣っているだけでは自分が救われないし，自分を貫き通すと治療者とぶつかり険悪な関係に発展してしまう。このとき，治療者は患者にどのような態度で臨んだらよいのだろうか。「死ぬな」と押しつけてもいけないし，「死ぬのも仕方ないね」と同情するのは危険である。筆者は「対峙」という基本的な治療態度を大切にしている。「対峙」とは，「死ぬことは止めなさい」という目上から目下の者へ物をいうような言い方ではなく，互いが己の意見を主張し

つつも互いを認め合うという対等な関係である。「死にたい」という考えを捨てさせようと説き伏せるのではなく，熱くなりながらも冷静に自分を見つめている余裕が治療者に必要になる。しかも，それまでの臨床経験や治療者患者関係，そして既存の死生観から患者を理解しようとするのではなく，頭を空っぽにして，これから報告する技法を採用することなく，常に初診時のように患者と接するのである。この治療者の「対峙」は，発達論的には，子どもが大人になる段階で環境側に求めてやまない対応の1つである。子どもは大人になるとき，環境側を否定し，かつ受け入れていく経験をしながら，迎合でもなければ反発でもない「矛盾を抱える」能力を身につけて成長していくからである。

4）実際の対応

①「死にたい」と口にする場を提供する

最初に，患者の「死にたい」という訴えを不快な感情を吐き出していることだと考えて容認することが求められる。「死にたい」と訴えられて，薬を増やしたり，自殺をしないようにと取りつけたり，家族を呼び出したり，入院治療を仄めかしたり，そういうことを安易にしないで治療の場だけでも不快な感情を吐き出す場所にするのである。治療者は，「死にたい」という訴えに文字通りに反応するのではなく，「ゆとり」ある対象として求められているのである。治療者には患者の不快な感情に持ちこたえるタフネスが求められるだろう。

②原始的な防衛機制を扱う

とはいえ，中には本気で「死にたい」と思っている患者もいるし，治療者が患者の話を「ウンウン」と聞くだけで何も行動に移さないのが物足りなく感じる患者もいる。距離を取りつづけるだけでは患者には手ごたえが感じられないので，「先生は何もアドバイスをしてくれない」と治療者に批判的になり，治療は渾沌としたものになるかもしれない。ほどよい距離をとることが治療者に求められるが，そのためには臨床経験を積み重ねる以外には有効な手立てはない。けだし臨床医学は経験をもとに成り立っているのである。筆者は患者と対面する際の治療者の「心の動揺」を手がかりに解決の糸口を見出すようにしている。その動揺とは治療者のパーソナリティに基づいたものと，患者の投影同一化によるプレッシャーによるものと，その両者が入り混じったものの3つがある。

さらに，4つ目として，治療構造から生じる心の動揺を加えるのも治療に役立つと思う。わかりやすくするために，週1回50分という精神療法と週1回の15分程度の精神科外来治療を引き合いに出して，話を進めよう。50分治療では患者の病理が治療の場で開花し治療状況は渾沌としてくる。一方，15分治療では患者の日常生活で困っていることに焦点を当てるので，患者の病理性は影を潜めたままである。治療の効果は，前者では患者のパーソナリティの構築は進むことになるかもしれないが，常に悪性退行の危険性も孕んでいる。後者ではその逆で，治療は安定しているがいつまでも患者の成熟は進まないかもしれない。悪いものを出さないと良くならないし，出しすぎると治療そのものが壊れることもある。一方，悪いものに蓋をしておくと，治療そのものは壊れないけれども，いつまで経っても患者は通い続けなければならない。この治療構造の行き詰まりをどう解決したらよいだろうか。

筆者の30年の精神科臨床経験の最初の15年は50分治療，後の15年は15分治療を主体に行ってきた。その経験から，治療の混沌を最小限に抑え，かつ，パーソナリティの成熟に導くような，虫の良いような治療法がないか，自分の狭い経験を中心に手探りで研究してきた。以下に，その成果について述べようと思う。

　a．治療者のパーソナリティに基づく動揺

筆者の神経症的なパーソナリティ傾向の1つは，外来に患者が立て込んだときに余裕を失ってしまうことである。後ろの患者を待たせたくないという思いが目の前の患者をおろそかにしてしまうクセが出る。そのために診療を40分ほど早めて午前7時50分からスタートしていることが神経症的行為であることくらいは分かっている。後ろの人を気にせずに目の前の人の治療に集中できたら，どれだけ素敵なことかといつも思っている。後ろの人とは後に生まれてきた妹のことである。私をほったらかして育てた母が妹のときには対応が違ったのである（実は，上に3人の兄姉を病気で亡くしている）。筆者はそのときの気持ちを打ち消し，ときには拗ねて，あるいは依怙地になって防衛してきたのである。

今では，患者への関心の希薄さを打ち消さずに，自分の心の中に留めながら治療を続けていくことができるようになった。すると，患者への関心の希薄さ

が患者の投影同一化と筆者の神経症的パーソナリティの合作であることが見えてきたのである。

　b．原始的防衛機制を扱う

　患者への無関心と無力感を抱えながら治療を続けていると，治療者が患者の苦痛を軽くしようとするその瞬間に，患者の「死にたい」という気持ちの裏に「死にたくない」という気持ちも同居していることに気づく。「死にたくない」から不快な感情を吐き出しているのであって，患者は一種の自己治療をしているのである。

　仮に，患者に「死なないように」と告げてみるとよい。おそらく「どうして死を選んだらいけないのですか」，「先生も私が死んだらよいと思うでしょう」といった，死か生か，白か黒か，全か無か，といって不毛の議論に巻き込まれるはずである。このときに治療者は「死にたくない」という役割を引き受けるのではなく，患者にこの矛盾を直面化させると，ほどよい距離が保てるようになる。治療者も，この「矛盾」を「死なないように」と割り切ろうとするのではなく，患者とともに一緒に抱えようという積極的な姿勢を示し，患者の「矛盾を抱える」能力を育てていくようにするのである。「死にたい」という訴え以外にも，「先生を信用していいですか」「入院したい」「仕事をしていいですか」，等といった訴えの中にもスプリット思考が隠されていること多い。

　患者の訴えに対して，治療者が何か行動にでるようにプレッシャーを感じたり，あるいは身動きが取れなくなったりするときには，治療者が患者の投影同一化に支配されているときである。たとえば，治療者が薬を増やす，薬を変える，入院を勧める，家族を呼ぶ，といった直接的な介入を行おうとするときなどである。そのとき筆者は，筆者の中の動揺を一時抱え，行動に出ないようにする。あるいは，その役割を担いながら，患者と治療者との間で起きている現象を言葉にしながら，患者にもその関係に加わってもらう。

　また患者はしばしば「治療に前向きに努力していない」，「甘えている」，「私は死なないといけない」とネガティブな話を繰り返すことが多い。それらは患者の「私は悪い子」空想が治療者と患者の間で劇化しているときなので，治療の素材として扱うことができる。このように，スプリット思考や投影同一化や「私は悪い子」空想を治療者と共に体験し直すことによって，いい換えると，患

者の心の片割れを治療者が肩代わりするという劇化によって患者が一人のときには体験できなかったことを治療者との間で再び生き直すことを可能にするのである。

4．「死にたい」と訴えない患者の自殺企図は成功する

ところが，先にも述べたように，35歳を過ぎてから自殺のピークが訪れるから予断を許さない。筆者の約200名のBPD患者の治療の中で自殺を成功させたのは確認できた人だけで6人もいる。約200人の患者の中で治療が数年以上経過した者は約75％で，治療期間5年以前の治療初期に自殺した患者は3人いた。1人は治療中に自殺し，1人は治療に通わなくなって半年後に，1人は入院治療のために紹介した病院で自殺した。そして残り3人は10年以上の治療が続いていた患者たちである。

6人全員が自傷行為と自殺念慮を訴える時期があった。そして筆者の治療以前および以後に死を覚悟した自殺企図が見られたものは5人もいた。しかし，治療中断例と入院のための紹介例を除いた4人の中で自殺直前に「死にたい」と洩らした患者はいなかった。「死にたい」と言わなくなった患者が「死にたい」と洩らさずに自殺に成功しているのである。そのため筆者は患者の自殺を予期できなかったともいえる。逆にいうと，「死にたい」と訴えられると治療的介入ができるし，患者も「死にたい」と口にすることで自己治療になっている場合が少なくない。大げさにいうと「死にたい」と訴えるときは，治療者も慎重になるので，自殺を予防できるのである。だから「死にたい」といえるような治療の場を提供することが自殺防止になるのである。

後に治療を振り返って6人に共通する項目を調べると，6人とも社会的自己が確立していなかった。仕事を長く続けている者はいないし，結婚した患者は3人いるが2人は離婚を経験し1人はDVで妻が実家に帰ったのちに自殺している。母親として，夫として，社会人として自分を誇れる立場にいなかった人たちばかりである。

これから開業当時から診てきた患者がいよいよ30代になって自殺する者が増えてくることが予想される。少しでも自殺を防ぐために，社会適応能力を高めるような治療の試みを模索しているところである。

参考文献

American Psychiatry Association : Diagnosis and Statistical Manual of Mental Disorders, 4th ed, Text Revision (DSM-Ⅳ-TR). Washington, DC, APA, 2000.（高橋三郎・大野裕・染谷俊幸訳：DSM-Ⅳ-TR　精神疾患の診断・マニュアル新訂版．医学書院，2004）

American Psychiatry Association Practice Guidelines : Practice guideline for the treatment of patients with borderline personality disorder. Am J Psychiatry 158(10) ; 1-52, 2001.

Berlin, H.A. & Rolls, T.R.: Time perception, impulsivity, emotionality, and personality in self-harming borderline personality disorder patients. Journal of Personality Disorder 15(4) ; 358-375, 2004.

Brightman, B.K.: Peer support and education in the comprehensive care of patients with borderline personality disorder. Psychiatric Hospital 23(2) ; 55-59, 1992.

Chessick, R.D.: The outpatient psychotherapy of the borderline patient. Am J Psychotherapy 47(2) ; 206-227, 1993.

Dawson, D., MacCmillan, H.L.: Relational Management and The Borderline Patient. New York, Brunner/Mazel, 1993.

Gabbard, G.O.: Treatment of borderline patients in a multiple-treater setting. Psychiatr Clin North Am 17(4) ; 839-850, 1994.

Gunderson, G.J.: Borderline Personality Disorder. A Clinical Guide. American Psychiatric Publishing, Inc., 2001.（黒田章史訳：境界性パーソナリティ障害―クリニカル・ガイド．金剛出版，2006）

Gunderson, G.J., Bender, D., Sanislow, C. et al. : Plausibility and possible determinants of sudden"remissions"in borderline patients. Psychiatry 662(2) ; 111-119, 2003.

Gutheil, T.G., Gabbard, G.O.: The concepts of boundaries in clinical practice : Theoretical and risk-management dimensions. Am J Psychiatry 150(2) ; 188-196, 1993.

狩野力八郎：重症人格障害の臨床研究―パーソナリティの病理と治療技法．金剛出版，2003.

川谷大治：福岡大学病院における境界例診断の治療について．精神神経学会雑誌92(11) ; 830-837, 1990.

川谷大治：パーソナリティ障害と入院治療．精神分析研究41(5) ; 420-430, 1997.

川谷大治：境界人格障害の男女差．精神科治療学15(10) ; 1003-1010, 2000.

川谷大治：境界人格障害とひきこもり．精神療法26(6) ; 564-572, 2000.

川谷大治・諸江健二・妙木浩之：境界人格障害の精神科診療所におけるケースマネージメント．精神療法29(3) ; 257-265, 2003.

川谷大治：境界性人格障害の現在．臨床精神医学33(4) ; 405-412, 2004.

川谷大治：第100回日本精神神経学会総会シンポジウム，ケース・マネージメント．精神神経学雑誌106(10) ; 1260-1265, 2004.

川谷大治：クリニック診療における自傷行為．精神療法31(3) ; 265-271, 2005.

川谷大治：小児の治療指針リストカット．小児科診療69Suppl.; 915-917, 2006.

川谷大治：リストカット（自傷行為）．児童心理臨時増刊号No.846 ; 137-141, 2006.

川谷大治：外来診療所におけるパーソナリティ障害の治療．こころの臨床アラカルト25(4) ; 547-553, 2006.

川谷大治：契約．北山修（監修）妙木浩之（編）：日常臨床語辞典．誠信書房，2006.

川谷大治:シンポジウム20「境界性パーソナリティ障害治療のガイドライン作成をめぐって『境界性パーソナリティ障害の外来治療』」.精神神経学雑誌109(6);566-571, 2007.

川谷大治:境界性パーソナリティ障害患者の主観的苦悩と社会適応の治療の援助:厚生労働省精神・神経疾患研究委託費研究合同シンポジウム『精神疾患に寛解はあるのか,寛解とは何か』.2007.

川谷大治:境界性パーソナリティ障害の外来治療—クリニックにおける境界患者の治療の現状と問題点.(牛島定信編):境界性パーソナリティ障害〈日本版治療ガイドライン〉.金剛出版, 2008.

川谷大治:「死にたい」という患者の対応について.第16回日本語臨床研究会, 2009.

Linehan, M.M.: Cognitive-Behavioral Treatment of Borderline Personality Disorder. New York, Guilford Press, 1993.(大野裕監訳:境界性パーソナリティ障害の弁証法的行動療法—DBTによるBPDの治療.誠信書房, 2007)

Linehan, M.M.: Skills Training Manual for Treating Borderline Personality Disorder. New York, Guilford Press, 1993.(小野和哉監訳:弁証法的行動療法実践マニュアル—境界性パーソナリティ障害への新しいアプローチ.金剛出版, 2007)

McGlashan, T.H.: The chestnut lodge follow-up study, Ⅲ: Long term outcome of borderline personalities. Arch Gen Psychiatry 43 ; 20-30, 1986.

Masterson, J.F.: Treatment of The Borderline Adolescent : A Developmental Approach. New York, Wiley, 1972.(成田善弘・笠原嘉訳:青年期境界例の治療.金剛出版, 1979)

Nehls, N., Diamond, R.J.: Clinical care update-developing a system approach to caring for persons with borderline personality disorder. Community Mental Health Journal 29(2) ; 161-172, 1993.

野中猛:ケースマネージメント.(堀田直樹・井上新平編):臨床精神医学講座第20巻 精神科リハビリテーション・地域精神医療.中山書店, 1999.

野中猛:精神障害領域のケアマネージメント導入をめぐる課題.こころの健康15(2);4-9, 2000.

Ogden, T.: The Matrix of The Mind, Object Relations and The Psychoanalytic Dialogue. Jason Aronson Inc., 1986.(狩野力八郎監訳 藤山直樹訳:こころのマトリックス.岩崎学術出版社, 1996)

Paris, J.: Borderline Personality Disorder—A Multidimensional Approach. Washington DC, American Psychiatric Press, Inc, 1994.

Paris, J.: Implication of long-term outcome research for the management of patients with borderline personality disorder. Harvard Rev Psychiatry 10(6) ; 315-323, 2002.

Smith, G.W., Ruiz-Sancho, A., Gunderson, J.G.: An intensive outpatients program for patients with borderline personality disorder. Psychiatric Service 52(4) ; 532-533, 2001.

Sperry, L.: Handbook of Diagnosis and Treatment of the DSM-Ⅳ Personality Disorders. New York, Brunner/Mazel, 1995.

Stone, M.H.:ボーダーラインの怒り:治療可能性の境界:フォローアップのデータと治療の可能性について(大野裕訳).精神神経学雑誌92(11);81-93, 1990.

Stone, M.H.: The Fate of Borderline Patients : Successful Outcome and Psychiatric Practice. New York, Guilford, 1990.

牛島定信:境界例の臨床.金剛出版, 1991.

Waldinger, R.J.: Intensive psychodynamic therapy with borderline patients : An overview. Am J Psychiatry 144(3) ; 267-274, 1987.

Winicott, D.W.: Maturational Process and Fascilitating Environment. London, Hogarth Press, 1965.（牛島定信訳：情緒発達の精神分析．岩崎学術出版社，1977）

Winicott, D.W.: Playing and Reality. London, Tavistock, 1971.（橋本雅雄訳：遊ぶことと現実．岩崎学術出版社，1979）

Zanarini, M.C., Frankenburg, F.R., Hennen, J. et al.: The McLean study adult development(MSAD): Overview and implications of the first six years of prospective follow-up. Journal of Personality Disorder 19(5); 505-523, 2005.

Zanarini, M.C., Frankenburg, F.R., Hennen, J. et al.: Psychosocial functioning of borderline patients and axis Ⅱ Comparison subjects followed prospective for six years. Journal of Personality Disorder 19(1); 19-29, 2005.

本章は以下の論文と講演会や研究会等で発表した内容を加筆修正したものである．

川谷大治ら：福岡大学病院における境界例診断の変遷と治療について．精神神経学雑誌 92(11); 830-837, 1990.

境界人格障害の男女差．精神科治療学15(10); 1003-1010, 2000.

境界性人格障害の精神科診療所におけるケースマネージメント．精神療法29(3); 257-265, 2003.

境界性人格障害の現在．臨床精神医学33(4); 405-412, 2004.

第100回日本精神神経学会総会シンポジウム，ケース・マネージメント．精神神経学雑誌 106(10); 1260-1265, 2004.

クリニック診療における自傷行為．精神療法31(3); 265-271, 2005.

小児の治療指針リストカット．小児科診療 69Suppl.; 915-917, 2006.

境界性パーソナリティ障害の外来治療．シンポジウム　境界性パーソナリティ障害治療のガイドライン作成をめぐってより．精神神経学雑誌109(6); 566-571, 2007.

境界性パーソナリティ障害患者の主観的苦悩と社会適応の治療的援助：厚生労働省精神・神経疾患研究委託費研究合同シンポジウム「精神疾患に寛解はあるのか，寛解とは何か」2007.

境界性パーソナリティ障害の外来治療―クリニックにおける境界患者の治療の現状と問題点．(牛島定信編)：境界性パーソナリティ障害〈日本版治療ガイドライン〉．金剛出版, 2008.

「死にたい」という患者の対応について．第16回日本語臨床研究会, 2009.

Section 4
解離と自傷：矛盾を抱えること

はじめに

　本章では「解離と自傷に半ば苦しむ患者」の治療について述べる。半ばというのは，解離も自傷も患者には困った症状の1つなのではあるが，どちらも自己を守る自己治療的側面があるからである (Menninger, K.A., 1938)。自傷の際に解離機制が働くから自分の身体を傷つけても痛みを感じないですむし，自傷をすることでそれ以上の身体へのダメージを軽減し自殺行為を避けることが可能になるのである。このように彼らの心は矛盾に満ちている。矛盾を抱える能力は成人した証であるはずなのに，現実には，こらえ性がなくて，自己中心的に物事を捉え，そして些細なことで傷つき，欲求不満耐性を欠いている。「一体，あなたの心はどうなっているのだ」と問いたい気持ちになる。

　また本テーマは外傷論を抜きに論じることはできない。臨床的に「解離と自傷」の両方に外傷が関与しているからである。自傷行為はPTSD（外傷後ストレス障害）の不快な症状を軽減するために行われることもあれば，自傷行為を成立させるのに解離機制を必要とする。コルクら (van der Kolk, B.A. et al., 1996) が指摘するように「トラウマ体験による解離の使用は，孤立無援と恐怖という破局的状況から自分を守ってくれるのかもしれないのだが，トラウマの際の解離は，その後の慢性的なPTSD発症の最も重要なリスクファクターの1つなのである。……（そして）その後，ストレスに直面するたびに解離が使われる傾向にある」。そして外傷はパーソナリティ発達を妨げ，精神科に解離性障害や境界性パーソナリティ障害などの扱い困難な患者たちを数多く送り続けているの

である。

　しかし，彼らの病態は以前のように重くはない。精神科クリニックを騒がせたころに比べると，今日では事故も少なくなり，小波程度で治療を行うことができるようになった。私たち精神科医も賢くなったようである。まず，彼らに抗不安薬の使用を控え，心毒性の強い三環系抗うつ剤は処方しなくなった。ほどよい治療的距離を取れるようにもなった。いずれにしろ，組みやすい取り組みになったことは事実である（川谷，2007, 2008）。

　具体的に筆者は，①環境への適応失敗で傷つき退行している，という見方と②パーソナリティ発達を促す治療過程，という2つの極を設けて，その間を行ったり来たりしながら治療を進めている。前者は手当てを中心に行い，後者は自傷行為を傷つける自分と傷つけられる自分が同一人物という「一人二役」と「私は悪い子」空想の2つの視点を中心に精神療法的に治療している（川谷，2008, 2009）。つまり，治療者の介在によって，一人二役が患者と治療者との間で劇化され，患者の柔軟性のないパーソナリティに遊びが生まれるようになるのである。さらに，彼らの分裂や投影同一化を扱うことで彼等の硬直した不毛な思考過程に変化を与え，患者は直接的な介入を控え，葛藤や矛盾を心に抱えられる能力を育てることが可能になるのである。

I　外傷と解離

1．外傷トラウマについて
1）外傷とは

　外傷は境界性パーソナリティ障害（以下，BPD）や慢性PTSDや解離障害の成育歴でしばしば明らかになる。外傷とは，幼少期の身体的および精神的虐待から言葉による虐待やネグレクト，両親の不和あるいは離婚による家庭内緊張と喪失体験，などがある。虐待には子どもの自我機能を凌駕するような破局的な場合とそうでない小さい場合とがある。前者 gross abuse（Tarnopolsky, A., 2002）は，BPDでは一般的で，解離障害やPTSDの症状と関連している。彼らの幼少期の外傷は感情の不安定さ，傷ついた自己イメージ，関係性の問題，見捨てられ不安，自傷行為，衝動性，などと関連して現れ，外傷性のBPDを複

雑性 PTSD と呼ぶこともある。

　一方，小さな外傷 micro abuse（Tarnopolsky, A., 2002）が累積するような場合，たとえば両親の不仲による家庭内緊張や養育者（主に母親）のコミュニケーションに特異的な問題があって，子どものパーソナリティ発達に影響を与える場合なども十分に外傷となりうる。たとえば，子どもの言葉に文字通りに反応する母親，情緒的問題を抱えている怒りっぽい母親，子どもを容認できない母親，一貫性のない養育を続ける母親，いずれの場合も「偽りの自己」の形成や深刻なコミュニケーション障害に陥りやすい。

　また，子どもの体質的要因のために養育に問題が生じて，結果的に虐待を招いてしまうこともある。たとえば，子どもが癇癪持ち，夜泣きが激しい，好き嫌いが多い，融通がきかない，落ち着きがない，学習障害や言語性 IQ と運動性 IQ にディスクレパンシーが見られる，人間関係や手先が不器用，などの発達上の問題を抱えているときである。その場合，養育者は過干渉（支配）か無視（ネグレクト）のどちらかに偏ったかかわりになる可能性が高くなる。

2）外傷の及ぼす脳への影響

　外傷が脳にどのような変化を及ぼすかという研究は 1990 年代から盛んに行われるようになった。マクリーン病院のタイチャー（Teicher, M.H., 1994）は幼少期に深刻な虐待の経験を持つ患者の 72％に左半球の前頭葉と側頭葉に脳波異常を認めたと発表し，ブレムナー（Bremner, J.D., 1997）は左海馬の容積の減少が起こり，その解剖学的変化は徐々に起きると報告した。同じ時期にタイチャー（Teicher, M.H., 1997）は，虐待を受けた子どもは，嫌な記憶は右半球を使い，楽しくもつらくもない中立記憶は左半球を使うので，優位半球である左側頭葉の発達の遅れと脳梁の中央部が細いことを発見した。

　また最近の脳科学の発展によって小脳虫部の異常が統合失調症や気分障害，発達障害（アスペルガー症候群や ADHD）などの精神疾患に関与していることも報告されている。小脳虫部はノルアドレナリンとドーパミンの放出を制御しているが，外傷を受けるとこの小脳虫部の血流が低下するために，衝動コントロールが不良になる，という見解は臨床所見を裏付ける。さらに，HPA 系のストレスホルモンによる海馬のダメージ論は今後の臨床に大きな示唆を与えると期待される。

2. 解離と外傷について
1）ジャネとフロイト

　エレンベルガーの『無意識の発見』(Ellenberger, H., 1970) によると，ジャネ (Janet, P.) はある種のヒステリー症状を人格から分離して自律的に生活し，発達する断片（意識下固定観念）の存在と結びつけた最初の人である（『無意識の発見上』）。ジャネは（精神装置が）外傷的出来事や震え上がるような出来事を処理できなくて，その経験が意識から締め出された結果（解離），意識下に固定観念として存在し続け種々のヒステリー症状として現れると考えた。よってその治療は，意識下の心理組織を発見し消滅させることにあった。この考えをフロイト (Freud, S.) も受け継いで『ヒステリー現象の心的機制』(1893) の中で「極めて顕著な意識の分裂があらゆるヒステリーに，痕跡的な形においてではあっても存在しており，この解離の傾向はこの神経症の根本現象なのである。……患者は無意識的回想に悩まされ，ヒステリー発作の症状の内容は心的外傷の繰り返し……」とジャネの見解と合致すると述べた。

　ところがフロイトは，周知のように，抑圧されるのは（意識から遠ざけられるのは），子どものころの実際の外傷の記憶ではなく，子どもには受け入れがたい性的欲求であり，それが自我を脅かすために，意識化を防衛する，のだという欲動論へと転回したのである。よくも悪くもその考えは，1980年代から北米を中心に展開した「外傷と多重人格」論が現れるまでは主流だった。

　そして今日ではジャネが再評価され，フロイトの考えは見直しの必要を迫られたのである。たとえば，7～8歳のころに（父親による）性的外傷の経験を持つ青年期女性の治療で，「親が悪いのか，それとも私が悪いのか」という問題を臨床的にどのように扱うかということと，患者の語った外傷の記憶が真実であったかどうか，という2つの問題がある。後者のそれは法廷の場にも持ち込まれるような問題でもある。この「親が悪いのか私が悪いのか」，「患者の語った外傷の記憶は本当にあったことなのか」という臨床上の扱いに関する筆者の見解については，「外傷と解離」について一通り述べた後に，本章の最後に述べようと思う。

2）解離機制

　解離は2つの機能を持っている。①解離は外傷に対する「正常な」反応であ

る。②それがパーソナリティ化すると些細な内・外的な刺激によって「解離現象」が生じることになる。

　幼少期の外傷による解離反応は，外傷体験を養育者との間で意識される領域とは別のところにしまっておくことになるので，パーソナリティが１つのまとまりとして発達するのではなく，複数の意識に沿って別の意識の部分は別のパーソナリティとして発達することになる。別意識のことをフロイトはVerdrängung（抑圧）と呼び，ジャネは下部意識と呼んだ。抑圧という訳語から「上から押さえる，蓋をする」という連想をしがちだが，フロイトは「意識しないですむように意識から距離を保つこと」という意味で用いている。このように意識を複数持ち合わせて生活していると，後に解離性パーソナリティへと発展する可能性が高くなる。それには被催眠性が高いという体質的な要因が関与しているといわれている。

　それに加えて筆者は，外傷を受けた年齢も考慮しなければならないと考える。フロイトが指摘したように，４歳以前では幼児健忘のために記憶がないからである。今日の脳科学によると長期記憶は大脳皮質連合野に蓄えられるが４歳以前の子どもはこの連合野の発達が未熟なために長期記憶される内容は極めて少ない。よって，虐待が記憶されるのはエディプス期以降の体験と考えてよい。コルクら（van der Kolk, B.A. et al., 1996）によると，４歳以降のことになるが，虐待の時期が早期であればあるほど自己に攻撃を向けやすい，という。

　次に問題になるのは10歳前後である。この時期を境に記憶の仕方は短期記憶中心からエピソード記憶中心へと移行するために，小学校高学年ころから外傷を心に留めるようになり，自分に誇りを持てなくなって恥や劣等感に悩まされるようになる。換言すると，他人の眼で自分を見ることができるようになるのである。臨床例が少ないので確かなことはいえないが，変質者による性的悪戯に対する反応も10歳を前後に違いが見られる。10歳以前では母親の対応が強く影響し，10歳以後では「不幸を自分のせいにする」傾向が強くなる。また学校でのいじめの問題が情緒発達に影を落とすのもこの時期からである。このような外傷に対する解離反応は体質的な要因だけでなく年齢的な自我の未熟性も関与している。いじめによる外傷の例を呈示しよう。

【症例1】いじめによる外傷

　小学5年生の女の子がソファーの下にもぐりこむ，子ども返り，情緒不安定で小児科医から紹介されてきた。学校に行きたがらなくなって家での異常行動を覚えていないという。いじめにあっているという母親からの情報があったので，解離現象と説明し，担任と会うことにした。学校関係者は「いじめの真偽」の確認に気を奪われて現実的対応を先延ばしにしていた。そのため，「解離現象が論より証拠」と説明し，具体的ないじめの対処について助言し，その結果，環境調整が進み，彼女は夏休みを挟んで2カ月後に元気になって登校できるようになった。

3．自傷行為における「解離」とは

　自傷患者の場合，不快な感情体験や心理的苦痛を自傷行為という暴力的解決によって図ろうとする。しばしば遭遇するのは，現実生活における自己愛的傷つきを想起したときに患者は葛藤状況に陥り，その葛藤状況の不快な感情や苦痛をかき消す行為が自傷行為になる。葛藤状況の緊張が限界を超えたとき解離現象が起きると同時に，解離現象の不快さから逃れようとして自傷行為にも走るのである。

　さらに臨床で経験するのは，患者が自傷を行う直前と直後の間の意識が変容していることである。切り始める前と切り終えた後のことはよく想起できるのに対して，自傷を行っている間のことは想起できない患者が多い。しかも治療が進むと，「痛そうなので傷つけられなくなった」と説明する患者は多い。この痛みの感覚麻痺が解離現象で説明できる。傷つける瞬間に意識の変容が起きるのである。

　このように，葛藤状況の極期に解離現象（「無感覚」「離人感」）が生じ，その不快感を自傷行為でかき消そうとする場合もある。解離は自傷行為を成立させるだけではなく引き起こすこともあるので厄介だ。シンプソン（Simpson, M.A., 1975）は，第1章のくり返しになるが，それまでの論文をレビューして次のように述べている。「自傷行為の典型的な現れ方は，強い離人感の後に痛みを伴わない自傷行為が現れ，次いで出血後に解放感と離人症からの回復が起きる」「自傷のきっかけは，喪失，見捨てられ，分離，拒絶，重要な人物の喪失，人間関係の行きづまりなどの体験などである。その後に，抑うつ，怒り，緊張を感じ，

その高まりの中で自分を傷つけたいという気持ちとそれを抑えようとする気持ちの間の葛藤が生じる。結局，その葛藤はさらなる緊張を引き起こし，さらに傷つけたいという気持ちが高まる。そのときに，『何かが起こりそう』，『何かをしなくてはいけない』といった一種の強迫状況に陥り，傷つけるのを邪魔されない孤独になれる場所を探し出し，さらに緊張の高まりは一種の離人症的な状態に移行し，『無感覚（numb）』，『空虚（empty）』といった非現実感に襲われる。それとともに，自己没頭的になり，周りが見えなくなって，ついには自傷行為に走り，と同時に緊張から解放される」という論述は，今日でも十分に通用するものである。

II 解離と自傷

1．外傷論から解離と自傷の関連を考える

グルーネバウムとクラーマン（Grunebaum, H. & Klerman, G.L., 1967）が最初に指摘したように，自傷患者の中には自傷行為の前に感情麻痺や「死んだような」感覚に陥っているという報告も多く，解離症状そのものが極めて不快な体験なので，それらから逃れるための自傷行為に走る患者も少なくなかった。

しかしDSM-Ⅲの登場後は，外傷と解離との関連で実証研究が進んでいく。PTSDという診断名が表舞台に登場したことによって，先行する不快で苦痛を伴う解離症状（たとえば，フラッシュバックなど）を外傷の観点から見直していくのである。すなわち，外傷→解離→自傷という流れである。解離反応が強烈な外傷の結果であって，その不快な症状を処理するための自傷行為に走るという流れへと移行していくのである。そしてそれは，虐待を受けた患者たちの自己破壊的行動の既往に関する研究と自己破壊的行動を示す患者の虐待体験に関する研究の両方で確かめられていく。

外傷と解離に関する書物は1990年前後から数多く出版され，筆者の手元にある翻訳ものだけでも，パトナム（Putnum, F.W., 1989）の『多重人格性障害―その診断と治療』（岩崎学術出版社，2000），ハーマン（Herman, J., 1992）の『心的外傷と回復』（みすず書房，1999），ヤング（Young, A., 1995）の『PTSDの医療人類学』（みすず書房，2001），コルクら（van der Kolk, B.A. et al., 1996）の『トラウマティック・

ストレス―PTSD およびトラウマ反応の臨床と研究のすべて』(誠信書房, 2001),パトナム (Putnum, F.W., 1997) の『解離―若年期における病理と治療』(みすず書房, 2001) などがある。

　解離を外傷論で述べる際に重要なポイントは，解離は外傷に対する正常な反応ではあるが，それには代償を伴っていて，脳の情報処理システムをも破壊することになることである。すなわち，自傷行為には2つの解離が関与しているということである。自傷患者は日常生活で常に解離症状に悩まされていて，その不快な感情体験と強い情緒体験の後に生じた解離症状（フラッシュバックなど）に対抗するための自傷行為と，それを下から支える解離機制である。解離機制によって，切りつけるときに意識の変容が見られ，痛みを感じない仕組みになっている。

2．解離性障害における自傷行為について

　そして今日では解離性障害ではしばしば自傷行為が見られるというのは臨床家の常識とさえなった。しかし自傷患者のすべてに解離過程が認められるとは限らない。その比率は50％前後である。積極的かつ能動的に自傷を行う場合は，解離機制よりも強迫機制の関与が大きい。感情をコントロールするために，皮膚の表面をカッターナイフの先端で引掻くように等間隔で線状に整然と傷つける場合では解離機制の関与は少ない。また倒錯的に繰り返されるアディクションの場合も解離機制の関与は少ない。一方，消極的かつ受身的に行われる場合は，自傷行為の前に解離症状（フラッシュバックやアンヘドニアなど）が先行し，行為を成立させるための解離機制が関与することになる。

　ところで幼児虐待は，解離症状の発展に病因的な役割を果たし，解離と自傷行為に走りやすい傾向の両方を招くおそれがある。虐待を受けると「私は悪い子」という思考で生きていこうとするので，自傷行為に走りやすくなる。自傷行為は，BPD の代名詞のように考えられた時期もあったが，今日では，摂食障害，解離性障害，思春期患者などにも幅広く見られると考えられるようになってきている。

3．自傷行為を持つ解離性障害

BPDの治療は第3章で詳述したので、ここでは自傷行為を繰り返す解離性障害の治療について述べる。

1）解離性障害はパーソナリティ障害？

DSM-Ⅳ-TR（2001）では「解離性障害の基本的特徴は，意識，記憶，同一性，または知覚についての通常は統合されている機能の破綻である」と説明されている。これを拡大解釈し，かつジャネの考えを踏襲すると，解離性障害ではパーソナリティの一部に統合されない部分を有しているわけなので，パーソナリティ発達の障害といえなくもない。

それでは，パーソナリティ障害と解離性障害の違いはどこにあるのか。パーソナリティ障害とはDSM-Ⅳ-TRによると「その人の属する文化から期待されるものから著しく偏り，広範でかつ柔軟性がなく，青年期または成人期早期に始まり，長期にわたり安定しており，苦痛または障害を引き起こす，内的体験および行動の持続様式である」。パーソナリティ障害ではパーソナリティ全体が「著しく偏り，広範でかつ柔軟性がない」のであって，解離性障害ではパーソナリティの中に統合されない自律した異質の部分があるかないかという，一点にその違いがある。

一方，健康な人でも，精神病水準で機能するパーソナリティの部分とそれを現実原則に則って現実吟味できる健康なパーソナリティ部分を有している。この2つの相容れない部分が，主観と客観を行き来している間に微妙なバランスを維持できてはじめて成熟したパーソナリティ構造といえる。とすると，この主観と客観の往来がないのが，病的パーソナリティ構造なのであって，パーソナリティ障害にも解離性障害にも共通するので，解離性障害もパーソナリティ障害といえなくもない。

さらに筆者が，解離性障害はパーソナリティ障害だと述べたい理由は，臨床経験と彼らの治療を考える上で重要だからである。解離性障害では，BPDと同じように女性の患者が多く，しかも単独受診は珍しい。初診時には付き添い（代理自我）が必ずいる。彼らのパーソナリティの異質の部分を医療機関に連れてくるのは誰かを必要とするからである。しかも，「心の蓋を開ける」洞察を狙った治療的接近は，困ったことに，ボーダーライン化する傾向がある。その

ため筆者は，患者が現実生活で困っていることに焦点を当てるような治療接近を行うようにしている。それは社会適応上の問題や恋人などとの対人関係の問題であったりするので環境調整を第一に考え，睡眠障害を改善し，不快な解離障害症状に対して薬物治療は少量のハロペリドールや抗てんかん剤を中心にする。抗不安薬は慎重に処方する。つまり，DSM流に述べるなら，Ⅰ軸診断の改善と環境調整を重視するのである。

この環境調整とマネジメントを中心に行う治療を筆者は「心に蓋をする」治療的接近と呼んでいる。北山（2009）は，プレエディプス期の問題を際立たせる精神病の治療では，「蓋をする（covering method）」よりも「蓋をつくる治療」という言葉を採用しているが，解離性障害の場合，環境に適応できている限りにおいては「心に蓋をする」ことができるので，蓋はもともとあるが環境によっては蓋が外れるという意味を含めて，筆者は「蓋をつくる」よりは「蓋をする」という言葉を選んだ。しかしその蓋が容易に外れないように繋ぎを強固なものにする必要性がある。

しかし，そのような治療を長い間続けたとしても，異質のパーソナリティ部分は放置されたままなのでまとまる機会は得られない。よって再発する可能性が残ることになる。彼らの治療を行う際に，このパーソナリティ部分に治療の手を入れるかどうか筆者はいつも迷うのである。「蓋をする」支持的な治療接近を行っていて，もし交代人格が現れたら，そのときにパーソナリティの統合を図るような治療をする，というのも芸がないし，ボーダーライン化した時点で外来治療はお手上げだ。なので，患者治療者関係をベースに交代人格が出現しないように社会適応能力を高め，かつ，健康なパーソナリティ部分との間に架け橋できるような治療はないのだろうかと考えたわけである。まだ試行錯誤の段階なのであるが，治療経過のある段階で解離性障害をパーソナリティ障害の1つとして捉えて治療することは避けられない。つまり，彼らの病的パーソナリティ構造に変化を与えるような治療工夫はないものかと模索している。

2）解離性障害におけるパーソナリティ構造

ここでは，解離性障害（中でも解離性同一性障害，以下DID）に特徴的なパーソナリティ形成について自傷行為を伴うBPDと比較しながら，外傷の観点から述べることにする。もっとも虐待の既往のない患者もいないわけではな

い。性的外傷説を否定して欲動論に転向したフロイトの二の舞にならないためにも以下に虐待の既往のない症例を提示しよう。

【症例2】解離症状と男性依存や自傷行為に苦しんでいる青年期女性

彼女は「感情のコントロールができない，夜中にうつ気分に襲われて号泣する，別れたり付き合ったりする男性との対人関係の不安定さ，ハイテンションになって買い物をしてしまう，胃痛や微熱や目まいなどの体調不良，トリコチロマニア，爪かみ，足の爪剥し，皮膚引掻き，といった症状に加えて，種々の解離症状を訴えて受診してきた。

治療はBPDの診断で現実生活に困っていることに1つ1つ応じていった。彼女は衝動的に男性と関係を持ち，関係が壊れると落ち込むというパターンを繰り返していることを語った。治療者は彼女の示す症状に関心を示すと同時に職場を休むことを提案し患者はそれを受け入れた。数カ月後には退職することになるのだが，心の安定を優先する治療方針に家族も同意した。彼女は治療者の環境調整を受け入れ，昼間はショートケアにも週4日間通所するようになった。その過程で男性依存と自傷行為が無くなり，不快な解離症状に悩まされることが少なくなって笑えるようになったと語った。この時点で臨床診断はBPDから解離性障害へと変更した。DSM流に言うと，BPDは寛解したのである。

彼女の解離症状は，解離性健忘，現実感の喪失，大視症と小視症，小学3年から3年間母親代わりに世話してくれた亡くなった祖母の顔を思い出せないこと，に加えて随意的に誘発された離人症と現実感の喪失に特徴がある。音楽を聴いたり，ローソクの炎を見続けていると，酒に酔った感じに近い状態になって，体外離脱できるという。それは，自傷行為のときにも現れ，大腿部を鉄の棒で叩く，抜毛，皮膚引掻きと足の爪を剥すときに，爪を剥した時に血液がドバドバ流れるのを見ると気持ちが平和になって自傷行為を中止することができるという。脳波や頭部MRIでは異常を認めなかったが，ワーキングメモリの容量が少なく，ながら作業や暗算が苦手だった。

幼稚園のころは，当時の映像を見ると先生にしがみついていること，友だちと遊んだ記憶がないこと，小学2年生のときにいじめにあって保健室登校をしていたこと，母親が児童虐待を疑われて学校に呼ばれたこと，それがとても申し訳なかったこと，人と遊ぶのが苦手だったこと，などと語っている。

先の症例では虐待の既往はない。むしろ彼女の場合，被催眠性が高く，音楽や瞑想によって自ら解離状態に入ることができる。この生得的な解離能力が素晴らしいのである。この被催眠性に物語を作る能力が加わると多重人格化する。幼少期の虐待を被催眠性の力によって別の人として生きていくことを物語る能力を持っていないと，解離性同一性障害は形成されないのである。

　再び元に戻って，自傷行為を伴うDIDの中に身体的および性的虐待を受けた子どもたちが多いのも事実なので，幼いころに虐待の経験を持つ子どものパーソナリティ形成を見てみることにする。彼らは「親が暴力を振るったのは私が悪いから」と考えて，「私は悪い子」空想を発展させている。そのため，葛藤に直面すると，適応に柔軟性がなく，文字通り，遊べない子どもへと成長する。たとえば，過度によい子であろうと努力しつづけるために，環境への不平や不満はパーソナリティの別の部分に解離されて性質の悪い内的な邪悪な部分へと発展し，そのパーソナリティ部分はよい子のパーソナリティ部分でカモフラージュされる。長じて，過度によい子の部分と冷酷で邪悪な部分の相容れないパーソナリティ部分が存在するようになる。前者は受身的で依存的で罪意識の強い，抑うつ的な自分で適応的な自己に，後者はそれとは対照的で敵意に満ちた，冷酷で，支配的で自己破壊的な自己へと発展する。この人格の各部分は多重人格の第一の人格と別の人格の土台になるのはいうまでもない。

　よって彼らのパーソナリティ構造に共通することは分裂（解離）である。同一性（自己）が損なわれるのがDIDでBPDでは対象がよい部分と悪い部分に分裂する。そのため治療は，分裂を中心とする原始的防衛機制を扱うのである。

　治療場面でも，自己を問われる場面や見捨てられ不安や罪悪感を刺激される際に，分裂や投影同一化を駆使して自己を守ろうとするためにパーソナリティは未統合のままである。そのために，パーソナリティは，成熟化の道に進まず，社会化を受けないまま，分裂や投影同一化を中心とした病的なパーソナリティ構造へと固まっていくのである。

　ただ臨床的には，DIDではBPDのような治療関係の不安定さは，環境が整えさえすれば，見られない。BPDでは環境調整が首尾よく進んだとして，不安定さには変化がない。BPDの場合，内的不安あるいは罪悪感から逃れようと頻繁に「悪い自分」を分裂・排除し周囲に迷惑をかけ続けるのである。

そして両者に共通する性格傾向は，表面的には自己主張も少なく人当たりは穏やかだけど，意外にも意見が衝突するような場面では，自分から折れることはまずないし，それだけ負けん気が強いともいえるのだが，頑固で強情である。別のいい方をするなら，両者とも環境に柔軟に合わせていくことができないのである。

　自分が相手にどのように思われているかという点に関しては多大なエネルギーを費やすのに，相手の立場に立って相手の心を想像することをしない。あれほど見捨てられることや嫌われることを過度に怖れているのなら，そうならないように反省すべきところは反省し，一度，相手のことを重んじてはどうだろうか，と思うのは筆者だけではないだろう。そうであるがゆえに，患者がそのような態度を示すときには感慨深いものがある。素直に「（彼／彼女も）成長するのだ！」と感動する。

3）仮性DIDと真性DID

　ここで，解離性障害，中でもDIDの治療について筆者の見解を述べよう。DIDは女性に多く，自殺率も高い。診断までに数年以上を要し，診断平均年齢は30歳といわれる。筆者の経験でもそのような印象を持っている。特に，既にいくつかの医療機関を経てDIDあるいはBPDと診断されて来た20歳前後の患者の場合，仮性DIDである場合が多い。「仮性」と形容する理由は，1つには，医原性のDIDを避けたいがためである。患者が被催眠性と物語る両方の才能を持ち合わせていると，治療者の介入次第では交代人格を治療の場に誘導する可能性が高くなるからである。2つ目は，筆者は交代人格が治療の場に現れないように治療を行っているにもかかわらず交代人格が出現するのを真性DIDと呼びたいからである。つまり，虐待の既往と被催眠性という天賦の才とストーリーを作る能力の3つを持ち合わせている患者で治療の場に交代人格が現れるのを真性DIDと診断している。

　ここで症例を呈示し，精神科外来でしばしば見られる思春期青年期の仮性DIDの特徴を描いてみることにする。

【症例3】22歳の未婚女性
　彼女は「憂うつで死にたい，自分が死のうとする映像が浮かぶ，寝るのが怖い，意

識喪失，知らない間にメールを送る，リストカット，過食・嘔吐，寝込み，片頭痛，便秘と下痢の繰り返し」といった多彩な症状を訴えた。15歳のときに父親が失踪し，まもなく母親は再婚した。家庭内のゴタゴタで彼女は高校を中退しアルバイトを始めたが，過呼吸発作を起こすようになって精神科治療を受けることになった。数カ所のクリニックと短期入院を経験しBPDと診断されて当院を紹介されてきた。彼女の受診には同棲している恋人が付き添って来た。

　ボーダーライン化した原因の1つに抗不安薬の投与が考えられたので，それを患者に説明し，つまり自傷行為はあなただけの問題ではない，と抗不安薬の処方を中止した。しばらくするとリストカットの意味が患者から語られるようになった。1カ月後，「自分の意志とは無関係にリストカットする映像が浮かんで，不安になってくる。その不安をかき消すために切っていた」と語った。その後，種々の身体愁訴に丁寧に応じているうちに情緒も安定してきて1年後には仕事に出るようになった。

　1年半後，実家に一度帰った後，自分の問題は両親との関係にあると語るようになった。「母親がヒステリックな傾向があり，すぐ手が出たり，怒鳴られたりという記憶しか残っていない。父親が失踪した後，体を壊し，いつも憂うつでつらかった。一人ぼっちで生きている存在がわからなくなった。存在していること自体が悪いのではないかと思った。いつの間にかリストカットをするようになった」，「母親との関係は割り切れていないというか片づいてはいない」と振り返った。その後，時々体調不良を訴えることはあっても交代人格の出現を見ないまま治療を終えた。

　本症例は，DIDの特徴を多く備えている。さまざまな解離症状，フラッシュバック，自傷行為，片頭痛，過敏性大腸炎，などである。しかし，約4年間の治療中一度も別人格は出現しないまま治療は終わっている。それは何故なのか？
　患者は，リストカットは処方された抗不安薬のせいという治療者の説明で彼女は救われた。というのは，彼女自身がうつと解離症状の撃退法としてのリストカットを好ましく思っていなかったからである。そして次に，患者の困っていること，特に患者の訴える身体症状に丁寧に応えていった治療者の態度によって母親に求めても得られなかったいたわりを意識化できるようになった。それで安定し彼女は一度母親のもとに帰ったのだが，「やはり母親とは一緒に生活できない」といって治療へ戻ってきた。家庭内のゴタゴタ続きで孤立した昔を思

い出し，患者は母親の暴力がトラウマの原因だと語った。そして「高校生のころに種々の身体症状に悩まされるようになったことを母親から理解してもらえず，怒られてばかりいた」と振り返った。患者はその時母親にいたわって貰いたかったのである。それを治療の中で治療者に転移（劇化）して改善したといえる。今後，DIDとして精神科を受診することもあるかもしれないが，少しは患者の役に立ったのではないかと考えている。

　このような症例の治療では，患者の現実に困っていることに焦点を置いて，心に蓋をする支持的接近をしていると，交代人格はいつの間にか影を潜め，患者は社会に参加するようになって治療も終了することが多い。筆者の臨床経験ではこのような経過を辿ることが多く，交代人格は一体どこに行ったのかといつも不思議に思う。そして真性の解離性同一性障害は極めて稀だと考えるに至った。

　ところが，つい最近，真性の解離性同一性障害に間違いない症例を経験した。患者は自殺という不幸な結末で人生を終えた症例である。PTSDの診断で治療をしている時に本書に掲載する承諾を得ていたのだが，ご家族の目に触れても同定できないように修正を加えている。

【症例4】初診から数年後に解離性同一性障害と診断された女性

　患者は高校生のときにレイプにあった。母親に打ち明けて警察に届けた。そして大学に通うために家を出た。その半年後に，フラッシュバックのために学生生活を送れなくなって恋人に付き添われて当院を受診してきた。PTSDの診断で治療を始め，恋人の支えもあって，大学を卒業し，働くことになった。ところが，いずれも長続きしなかった。その後，大学時代の恋人とは別に3人の男性に支えられた。その後，いろいろ仕事に就いたが，長続きしないまま，最後はアルバイトを短期間続けた。

　そして，最後の恋人と共に他県に転居して1カ月に1度受診することになった。1年後，彼と一緒に受診してきた彼女は，「夜中に起きて，変な行動をしているといわれるけど覚えていない。ボーっとして30分ほど布団に座り込んでいる」といって不思議がった。そして緊張する前に抜毛，過食があること，身体が温まると身体が痒くなると訴えた。彼女はボランティア活動に積極的で，仕事に就いていないことを除けば，生活には何ら問題はなかったので，睡眠薬を調整して帰した。1カ月後にはそれ

も改善したという報告があったが，その2週間後に彼女は自殺した。

　彼女のPTSD治療は上手くいって大学を卒業して働くことになったが，仕事は続かなかった。彼女は恋人に支えられて生活したが，治療開始8年後の最後の受診のとき，筆者は解離性同一性障害を疑った。その時の彼女の深刻さを感じ取れなかったのが治療の失敗だったのか。家族や恋人は彼女の自殺の原因に思い当たることはないと語った。筆者は，仕事をできず恋人に養われている生活が，彼女の気の強い性格では堪えられなかったのと，交代人格に殺されたという思いが残っている。

　薬物治療を併用した「蓋を取らない支持的かつ環境調整」を中心とした外来治療では，交代人格の出現はなくなるが，現実生活に主観的にも客観的にも満足していないと，別人格によって患者自身が殺されるという問題を孕んでいることがあると反省している。先の22歳の未婚女性の症例とは対照的に，外傷を治療者に物語ることがなかったことと社会的同一性を獲得することができなかったのが治療失敗に終わった原因だと考えられる。

4．解離性障害におけるパーソナリティの成熟化と社会化
1）解離性障害の精神科外来治療
　自傷行為を伴う解離性障害の外来治療の目標は以下の3つに要約できる。
　①症状の軽減ないしは消失⇒医学モデル
　　患者が治療者に求めること
　②パーソナリティ構造の改築⇒心理発達モデル
　　治療者の密かに狙っている治療目標
　③社会不適応⇒社会モデル
　　社会に適応できないことで慢性化する傾向がある。
　　就労支援活動が今後の課題になる。
　①の症状の軽減ないしは消失は，「患者にどのように困っているのか」と問うことから始まる。患者の困っている症状に対して薬物治療を中心に環境調整を行いながら患者の苦痛を軽くしていく精神科外来のオーソドックスなやり方で，「心に蓋をする」方法の1つである。その際，投薬という主治医の行為が積

極的な意味を持ってくる。医師－患者関係が良好だと治療はよい流れに向くが，陰性に傾いている時は，患者は治療を中断するか，あるいは交代人格が現れたり，主治医に依存しながら攻撃するという二進も三進もいかない状況に陥ることになる。依存しながら攻撃するという関係は，主治医と患者の自然発生的な合作，つまり患者の親対象に向けられた感情や態度に主治医が誘発されて2人で作り上げたものである。その逆の場合もあるわけだが，いずれにしろ，この状況を解決することは患者のパーソナリティ改築に繋がる。

②は，症状を生み出す，パーソナリティ構造に治療の焦点を置くやり方で，これから詳細に述べよう。

③は，これまでの精神科外来では見落としてきた視点の1つである。患者は対人関係を含めたある環境では適応がよいのに，別の環境では途端に適応できずに種々の臨床問題を呈することがある。外来治療で患者は安定しても，一人前の社会人として生活することができないために，無理に社会に出ようとすると種々の解離症状や自傷行為が出現することが多い。先に述べた真性の解離性同一性障害の症例などが含まれよう。BPDの治療でも述べていることなので繰り返すことは避けるが，アイデンティティの確立の妨げになっているのが，仕事が長続きできないという一点にある。なぜ仕事が続かないのか。それを一緒に考え，社会に参加できるように，支援していくやり方がこれからの精神科外来ではもっとも重視されるべきだと考えている。当院では，パーソナリティ発達史とワーキングメモリとWAIS-Ⅲを参考にしてショートケアの中で彼らの社会参加を支援している（詳しくはBPDの外来治療を参照）。

2）パーソナリティ構造の改築

さて，いよいよパーソナリティ構造の改築について述べることにする。自傷行為を成立させる解離のカラクリ（解離機制）は自己を守る働きがあるので精神療法的に直接扱うことはない。筆者は彼らが幼少期に虐待を受けている可能性が高いという事実に注目したい。解離は結果であり解離を引き起こした環境（外的現実）への働きかけが第一ステップになる。そのため，患者の「自我を支える治療環境」（Winicott, D.W., 1965）の整備が治療者にまず与えられた仕事になる。具体的に述べるなら，患者の生活している家庭や学校や会社などと連携を進めていくのである。

環境調整は特に解離性障害の患者には欠かせない治療的介入である。そして次に，彼らの多くが「私は悪い子」という空想（自動思考）の中で生活しているという内的現実を扱っていく治療過程へと移る。先の症例２もこれからパーソナリティの改築という作業へと進む。

　筆者の臨床経験では小さな外傷を持つ子どもの「私は悪い子」空想は「押しつけられた」罪悪感の形をとりやすい。10歳前後の「自我の芽生え」以降の子どもの場合，外傷が必ずしも解離性パーソナリティの下地になるわけではない。この時期の子どもたちは養育者の虐待を「私が悪い」と自分のせいにすることで子どもは生き延びようとするからである。ハーマン（1992）は『心的外傷と回復』の中で被虐待児は虐待という現実を解離によって回避することが不可能になると，「低められた」自己と宗教的に「高められた」自己という「二重自己」を持つに至ると述べ，この２つの自己規定は統合不可能だと指摘している。そして性質の悪い内的邪悪性の感覚は，しばしば被虐待児がよい子であろうと執拗に努力し続けているために，カモフラージュされて見えないことが多いという。

　この「私は悪い子」空想を筆者は治療の中で積極的に扱うようにしている。つまり，虐待を受けた子どものパーソナリティ発達を見ると，複雑性PTSDや「私は悪い子」空想を発展させて，遊べない子どもに成長していく。そしてそのパーソナリティ構造は，分裂や投影性同一視を中心とした未熟な防衛機制に支配された柔軟性のない病的パーソナリティ構造へと固まっていく。よって治療はこのパーソナリティ構造を扱うことによって患者を「遊べる」ようにするのである（Winicott, D.W., 1971）。言い換えると，治療の中で未熟な防衛機制を扱うことによって「葛藤を心に抱える」能力を育てることを目標にする。外傷→解離→病的パーソナリティ構造という時間の流れを治療の中では逆行させ，病的パーソナリティ構造の改築→解離の減少→外傷からの回復を狙うのである。

　①「私は悪い子」空想に対する介入――環境側の失敗という視点――

　この「私は悪い子」空想が治療者と患者との間で展開されるときが治療のチャンスになる。具体的には治療者の期待に応じられないと感じられたときにとる患者の態度である。たとえば，患者の不眠などの訴えに対する薬物治療が奏効しないときに，「薬が合わなかったようですね」というと，患者の方が申し訳

なさそうな表情をすることがある。また，自傷行為に走らないように行った環境調整がうまくいかないとき，あるいはⅠ軸障害の改善がうまく進まないとき，治療に失敗したのは治療者なのに患者の方が「先生の期待に応えられなくて」と意気消沈することがある。特に多いのが，治療者が患者に自傷行為を止めるように限界設定したときに，それに応えられないといって患者は自分のせいにする場面である。その瞬間に，治療関係の中で起きている「私は悪い子」空想に直面化させ，そしてそれを何度も取り上げていくのである。

②未熟な防衛機制の扱い方

未熟な防衛機制が動員されるのは患者が矛盾（あるいは葛藤）を抱えきれないときである。しばしば患者は外来治療が始まったばかりなのに「入院したい」と訴え，入院したばかりなのに「退院したい」と訴えることがある。治療が始まったかと思うと「仕事をしていいでしょうか」「先生を信じていいでしょうか」などの発言もよくみられる。同様のことは家族からも相談を受けることが多い。「ネットに嵌っているけど止めさせた方がよいでしょうか」「お金の使い方が激しい」「昼夜逆転の生活」「自傷行為は止めさせたほうがよいでしょうか」，等などである（川谷，2008）。こうなると治療者の思考も余裕のない二者択一に嵌ってしまう（Ogden, T., 1986）。入院をさせるのか止めるのか，退院させるのかどうか，仕事を勧めるのか止めるのか。このとき筆者は以下のような順でスプリット思考を扱うようにしている。

患者の質問に「白か黒か」の決着をつけるのではなく，当面は患者のスプリット思考に風穴を開けることを治療目標にする。二者択一の質問には，治療者がどう答えても患者は安心しないからである。

具体的には，今・ここでの話題を「こちらを立てればあちらが立たず，あちらを立てればこちらが立たず」と説明し治療者患者関係へと移行させる。その過程で，患者の反応（自我の強さ）に応じて，治療者も動く。答えは白のときもあれば黒のときもありうる。もちろん最善は玉虫色のときである。

【症例5】入院したばかりなのに「退院したい」という患者

入院したばかりの患者が退院を執拗に要求したときに，周囲，多くは主治医や家族が「まだ良くなっていないので退院は許可できない」というと，スプリット思考に嵌っ

てしまう。すると患者は自由を唱え，治療者は患者を縛りつけるというサド・マゾ関係に陥ってしまうのである。その瞬間に「退院したくない気持ちもあるのでは」と介入すると，患者の退院要求の裏に病棟生活に適応できない不安や一生退院できないのではないかと恐怖におののいていることが明らかになることが多い。患者は視野狭窄になって（被虐待児の特徴の一つ），退院後のことなど，あれこれ想像することができなくなっているので，治療者に直接的な解決を求めるのである。そのため退院後の不安を否認し無謀な退院要求になるのである。治療者に退院要求を拒む役を振り当てて，自分は退院を求める役割に分裂し，治療者が患者の不安の肩代わりをして二進も三進もいかない関係になるのである。

【症例6】 初診時に「入院したい」という患者

外来治療が始まったばかりなのに，中には初診時に，患者は「入院したい」といって，イエスかノーという二者択一の返事を迫るときがある。このとき患者がどの程度不安を抱えることができるかを査定しながら，患者の入院要求を「どこか紹介しましょうか」と受け入れるのである。すると患者は「入院したくない」という気持ちに直面化することになるのである。患者は要求を受け入れられると途端に今度は入院後の不安に直面し，入院してよいものかどうか葛藤状況になる。この葛藤を心の中に抱えられるように治療を劇化していくのである。葛藤を抱えられなくてさっさと入院してしまう患者も，1週間もしないうちに退院してくるので，紹介先の病院との連携は密にしておく。

また患者は，治療に不安を覚えたときに次のような直接的な介入を求める。

【症例7】「先生を信じていいですか」と問う患者

突然，患者に「先生を信じていいですか」と問われると，治療者は「信じるか信じないか」という二者択一に陥って患者のゆとりのない思考パターンに嵌ってしまうことになる。そのときは，「信じたい気持ちと信じられない気持ちで複雑なのですね」と矛盾に直面化させて，スプリットされたワンパターン思考にメスを入れる。

患者は「曖昧さ，どっちでもない，矛盾を心に抱えられない」という心理状

態に陥っていることを治療者は理解する。患者は全体が見えなくなっているので，そのことを明らかにして，「心のクセ」と呼んで共有するようにする。そのクセとは「木を見て森を見ず」「部分の全体化」等などである。

③「一人二役」の精神分析
　患者の中の「切る自分」と「切られる自分」の一人二役を治療者と患者の間に移すことになる。上述したように，敵意に充ちた冷酷かつ残虐で邪悪な自分と過度によい子で適応的な自分が，現実生活で思い通りに行かないと，前者が後者を切りつけるのである。その「叱る・叱られる」関係が治療者患者関係に移行するときにこの一人二役を治療的に介入する。「叱る」というのは，治療者が患者の行為に熱くなっているときである。それは青木（2008）が，患者の自傷行為に熱くなると引く，といういい方をしていたことに通ずる（第49回日本児童青年期精神医学会の自傷に関するシンポジウム）。

【症例8】自傷行為の扱い方——治療者が熱くなるとき——
　治療者は3つの局面を考える。1つは現実生活上の自己愛の傷つきはなかったかどうか？　2つは治療者に治療上の失敗はなかったか？　3つは治療者が自傷行為をどのように思っていると患者は考えているか？「なぜ切ったの？」と問うのではなく，治療者の心にどのような感情が生じているかに正直になる。怒り，失望，無力感，……。懲罰的になったときには鋳型外しを行う。「怒られると思わなかった？」と。患者が矛盾する思考の片割れを治療者に担わせていることに気づかせるのである。あるいは，熱くならずに距離をとって冷静に接する。

【症例9】自傷行為の扱い方——治療者が冷めているとき——
　患者が何度も自傷行為を繰り返すことに呆れ果てたり，傷の手当てをせずに放置したくなったり，自傷行為のことを話題に避けたくなったり，患者に対して関心を示せなくなったときなども臨床ではしばしば起きる。患者の中には傷口を携帯で写真を撮ってわざわざ見せる者もいる。治療者は「もう止めてくれ！」と叫びたいくらいである。
　このようなときには治療者は積極的に介入する。傷の手当を直接行ったり，「(あな

たは) 誰に怒っているのでしょうか？」「(私の) 心の傷を (先生は) 気づいているの？と言われているみたいです」。いずれにしろ患者は自分ではどうしようもない事態に陥っていることを理解したということを示すのである。あるいは「入院しよう」と簡潔に告げるのも治療的である。

④「矛盾を抱える」能力を育てるという視点

彼らの症状は自己を苦しめると同時に自己を守る側面があるが，それはパーソナリティの中では相容れないものとして分裂している。治療的には，そのいずれをも同時に意識し，いわば葛藤状況に耐えられるようになることにある。別のいい方をするなら，矛盾を心の中に抱えることである。彼らの行動は，困難な状況に陥ると，右か左，全か無，よいか悪いか，のスプリット思考が優勢になり，その不快さを行動に移すことで解消しようとする。その行動の一つが自傷行為であり解離症状なのである。

そのためには治療者に「矛盾を抱える」能力を必要とする。ウィニコットの精神分析を受けたリトル (Little, M., 1990) は「ウィニコットにはパラドックスとアンビバレンスに耐える能力」があり，「そうしたものは，生きていること自体，に内在するものなのだと知っていて，それを迂回する道を求めず，それへの防衛を行わず，逃避することなく，耐えるのです。この能力が，彼の内部に，専門家として生活者として，常に進歩する一つのプロセス，を芽生えさせ育成したのです。そのプロセスは，絶え間なく着実に進むものなのではなく，広がりも速度も，変転するものでした」と述べているように，まず，治療者のパーソナリティの成熟度が問われる。

III 外傷の扱い方

外傷に苦しむ患者の治療は一にも二にも主体性の回復にある。外傷患者は，加害者が悪いのに被害者である自分が悪いという逆転現象に陥っていることが多いので，「私は悪くない」と考えられるようになることが治療の第一歩である。といっても，説得して簡単に変るものでもない。加害者と被害者の心理的布置が治療者と患者の関係に転移される必要がある。そしてまた，被害者がま

だ養育を受ける立場，つまり精神的にも経済的にも自立していないと，事情は複雑な様相を呈する。被害者が子どもの場合，「私が悪い」と思うことで生き長らえようとするからである。また，家庭がばらばらになることを怖れて外傷を問題化できないという状況も起きうる。

さらに，実の父親に性的外傷を受けた女性患者の場合だと，治療者が男性か女性かで劇化される治療状況も違ってくる。治療者が女性の場合，「父親から性的虐待を受けたことを母親は知らない。そのことを母親にいってやりたい。けど，そうすると家庭がバラバラに崩壊する。でも父親は許せない」というジレンマに陥りやすいので，そのジレンマは治療者にも転移されて，治療者は「母親に秘密にしておくかどうか」という質問に動きが取れなくなるのである。二者択一の罠に嵌ってしまうのである。それとは反対に，治療者が男性の場合だと，男性である父親と治療者が悪者になって，治療者に陰性感情が生じやすくなる。治療者はこのジレンマをどう乗り越えたらよいだろうか？

1．「誰が悪いのか」

この問題を考えるにあたって，多くの読者が知っているギリシア神話のエディプス悲劇を選んでみた。その理由はフロイトがヒステリー神経症の原因を外傷説から欲動論へと転回した是非を巡って考察するのにうってつけだからである。フロイトは欲動論への転回を「私の患者たちが創作した，あるいは私が彼らに無理強いして創作させた，空想に過ぎないことを認識せざるを得なかった」(『自己を語る』(Freud, S., 1925))と述べて，外傷説を捨てた。診る患者が判で押したように外傷説を訴えることにユダヤ人であるフロイトは疑いを持ったのである。ユダヤ人の論理的思考は100%を不完全と考えるクセがある。

1）フロイトのエディプス葛藤

エディプスがスフィンクスの謎を解いて，テーバイの王として迎え入れられて后を妻としたことから，町は悪疫が流行する。神託によるとライウス殺しが悪疫の原因であるという。犯人探しの結果，エディプスは自分が犯人であることを知って，母親は自殺し，彼は自分の眼を潰して放浪の旅に出る。

しかし，フロイトのエディプス葛藤ではエディプスの父親ライウスの過ちを見過ごしている。親側の子殺しを否認しているのである。ライウスは若いころ

ある国の王子を同性愛に誘い，王子は自殺する。怒った王子の父親がライウスに「生まれてくる息子はお前を殺す」という呪いをかけたために悲劇の準備が整う。この親の過ちをエディプスは「自分の過ち」として主体的にかかわることによって悲劇に終わるのである。

「親の過ち」に執着すると自分の人生に対して選択の自由と責任の強化は生まれないし，エディプス王のように「私が悪い」と考えるのでは罪悪の虜に仕立てられて，悲劇を繰り返すことになる。それでは患者は救われないのではないか。先ほど述べた「誰が悪いのか」というジレンマにぶつかって行き詰まってしまうのである。

２）フロイトのエディプス葛藤の罠

精神分析的治療では患者は，たとえおぞましい結末が待っていても，主体的に自分の問題に取り組むことを求められ，つまり「何が真実なのか」と問われて，同時に患者はそれに抵抗する。それは必然的な治療過程である。

ところがここには重大な問題が横たわっている。フロイトの欲動理論が外傷患者や未熟なパーソナリティ障害や思春期青年期の患者に適応できるのかどうかという問題がある。フロイトがフリース体験における自己分析の過程で自分の中にエディプス葛藤を発見したのは41歳のときである。しかもフロイトは自分の中にエディプス葛藤を発見することで，つまり「自らを悪く考える（＝悪しき衝動）」ことによって親の過ちを見逃してしまったではないか。フロイトは決して真実を手に入れたとはいえない。エディプスの悲劇は父親のライウスの過ちから始まるのに，この親の過ちをエディプスは「自分の過ち」として引き受けることによって悲劇に終わらせるのである。

フロイトも，自分の中にエディプス葛藤を発見し，性的誘惑（外傷）から欲動論に基づく空想説への理論展開を行うことで，患者に自分の問題として主体的になることを求めた。主体的という響きは心地よいのだが，フロイトのエディプス葛藤では，自分の中に「悪しき衝動」を洞察することによって罪を被る結末はあわれである。患者は何を洞察すべきなのか。精神分析では「真実」だと教える。それは「悪しき衝動」の洞察ではなくて，両親に対する相容れられない矛盾，すなわちアンビバレンスなのではないか，というのが筆者の見解である。愛する人を憎むほど苦しいものはないと思うからである。苦しいからこそ

「真実」は手に入りにくいのである。

　だから治療で「真実」を知ることはとても困難なことである。たとえ精神分析過程が非の打ちどころのないものであっても，そこにあると思って，近づいて見ると，曖昧模糊として何も見えない，というのが本当のところなのかもしれない。精神分析は分析家と患者との間で営まれるということもあるし，「真実」は物語られる中にあるからかもしれない。フロイトでさえ，エディプス葛藤を手に入れることによって「母親を欲する」側面のみを見て，現実の母親の「鬼ばば」的側面は見ないで済んだのである。

　と考えると，私たちの仕事はこの相容れない矛盾＝アンビバレンスを心の中に抱えられるようにすることではないかと考えたい。そしてその過程はかなりの時間を要する。患者が「親の過ちを自分の問題として抱える」作業を成し遂げるのを弁証法的に見守ることが治療者の仕事になる，というのが筆者の強調したいところである。「親が悪い」，あるいは「私が悪い」というだけでは「真実」を知ることはできないのではないか。

２．「葛藤を心の中に抱える」能力

　先ほどのジレンマを解決するために筆者は，外傷の被害者は治療者との間で弁証法的ダイナミズムを必要としていると考える。つまり患者はこだわりから自由になるために相容れない矛盾や葛藤を曖昧なままに心に抱えられる段階を経なければならないのである。筆者（2000）はかつて，日本精神分析学会第37回大会のシンポジウムで「曖昧さ，抱っこ，エディプスコンプレックス」と題して，パーソナリティ障害の患者の治療においては，「父親の過ちを自分の問題にする"過程"，すなわち曖昧なものとして心に抱える過程の重要性」を強調したことがある。それを今度は『源氏物語』(瀬戸内寂聴訳)を題材に説明しよう。

　私たちは誰にもいえない秘密を持って生きている。だからこそ，患者の語る物語を読むことによって，患者と治療者の双方が過去を体験し直すのである。小説を読んでちょっとは賢くなったような気がするのはそのためだと思う。精神療法も，患者の心の中にある葛藤を治療者との間で劇化し，治療者とともに生き直すことに面白さがあるのではないだろうか。

1）親の過ちを引き受けるということ

　光源氏は父親の桐壺帝の后藤壺と密通する。エディプス葛藤を地で行くのである。2人の不義の子どもは桐壺帝の皇子として育てられ，しかも桐壺帝は相変わらず光源氏を可愛がるので，彼は罪悪感に苦しむことになる。そして皇子は，朱雀帝の退位後，冷泉帝になる。冷泉帝は，藤壺の宮の四十九日も過ぎたころ，夜居の僧から，母と源氏との不倫の恋，そして自分の出生の忌まわしい秘密を次のように告白される。以下の引用は，瀬戸内寂聴の『源氏物語』による。

　「この節，天変がしきりに起こって罪をさとし，世の中が物騒なのも，この秘密のためでございましょう。帝がまだ御幼少で，物事の御分別のない頃は，それでもよろしゅうございましたが，次第に御成人あそばしまして何事も御理解がお出来になる時になりましたので，天はその罪咎を明らかに示すのです。すべてのことは，親の御時に原因があるのでございましょう。帝が天下の乱れの原因を何の罪の結果とも御存知あそばされぬのが恐ろしく，断じて口外すまいと決心しておりました」。

　世の乱れの原因が父親の過ちにあることを知った冷泉帝は父親を罰するのか，あるいは自分が罰を引被るとよいのか，悩むことになる。それとなく父親の光源氏に探りをいれるのだが，

　冷泉帝は「亡き桐壺院の御霊に対してもこのことが往生のお妨げになっているのではないかと不安ですし，また，源氏の君が，本当は自分の実父なのに，こうして臣下として子の自分に仕えていらっしゃるのも，何とも身にしみて畏れ多いことだったと，あれこれお考えになられてはお悩みになり」，源氏の君に「私の寿命も尽きようとしているのでしょうか。何だかすべてが心細く感じられて，身体の具合も普通でない気持ちがする上，世の中もこんなふうに不穏なので，何かにつけ落ち着かない気がします。……これからは譲位して，のんびりと暮らしたいと思うのですが」と打ち明けられる。

　この申し出を反対された冷泉帝は，

　「ますます学問に打ち込まれて，さまざまの書物などで調べてごらんになります。唐土では，……帝王の血筋の乱れている例がたいそう多いのでした。しかし日本には，そういう例はさらさら発見なさることはできませんでした」。

長い引用になったが，ここに，問題にしているジレンマの解決の1つを見る。親の過ちを自分の問題として引き受けて，「何が真実なのか」を知るために文献を調べるのである。解決を急がずにしばらく曖昧なものとして心の中にホールディングするのである。

　自傷患者は一般に，BPDがそうであるように，心のなかにジレンマが生じると居ても立ってもいられなくなって行動化という形で吐き出そうとする（分裂排除）。吐き出さないで，ホールディングするにはどうしたらよいか？

【症例10】ジレンマに陥ったときの解消法
　ある女性患者は，友人のうつに付き合っているうちに，彼女のうつ撃退法を取り入れてリストカットを繰り返した。「死にたい」という友人の話を聞いているうちに，息苦しくなってイライラし出したという。友人に「死にたい」と訴えられて電話で2時間近く相手をしているうちに，「電話を切ると彼女を見捨てるようで悪い」，「でも，もうこれ以上彼女の相談には乗れない」，と行き詰まったときに，リストカットをしてしまったという。「電話を切るか続けるか」というジレンマが最高潮に達したときに，暴力的に解決を図ったのである。このとき「あなたの問題は今ここでは解決できそうにないので，休憩を入れさせて」とホールディングすることを提案するのも1つの方法だったのである。

2）「怒り」を消す方法

　次に，ホールディングの後に，「怒り」を直接行動によって処理せずに，心の中で消化する方法はないだろうか。そのヒントが『源氏物語』にあった。筆者が源氏物語を読んだときに，もちろん原文ではなく訳語によるものではあるが，右に揺さぶられ，左に揺さぶられているうちに，矛盾する心理が心の中で融合する瞬間にカタルシスを覚えることに気づいた。紫式部の書き方は，登場人物Aの主観と客観，人物Bに対照的な人物Cを登場させてそれぞれの思いをそれぞれの立場に立って書いているので，読者は矛盾を割り切らないで読み続けることができる。しかも主観と客観が融合したときに「もののあわれ」を感じて，怒りがスーッと消えるのである。

　大野晋と丸谷才一の共著『光る源氏の物語』の中で，2人は紫式部の書き方

を次のように述べている。丸谷はこのどっちにも取れる書き方を高段者の将棋に喩えて「一手指すごとに，指した方が有利に見える」と述べて，さらに大野は「紫式部という人は右といえば左，左といえば右と頭が回る人だから，対照する人物の取っ組み合いをさせるときに，スイッチの切り替えを骨折らないでできたんだと思う」と述べて，丸谷はそれを二重表現と指摘した。

　この二重表現を自傷患者に当てはめて考えてみよう。自傷行為は「怒り」を処理する一つの手段でもある。その「怒り」を行動として表出せずに，客観と主観を交互に行ったり来たりしながら，心に収める方法を知っていると，治療者も患者にとっても治療的である。自傷患者は，傷つけられた，見捨てられた，理解されなかった，と受身的で被害的な立場に居続けている。自己中心的に思考している。このとき，相手の立場に立って相手の心を想像することができると，主体性を取り戻すことが可能になる。冷泉帝を例にとると，「父親は幼くして母を亡くし，その面影を継母に求めた結果，私が生まれたのだ」と光源氏の心になって想像すると，「もののあわれ」を感じて，怒りは消えるのである。これは何度も自傷行為を繰り返す患者を前に治療者が直面する際の気持ちの鎮め方の参考になるのではないか。それを今度は患者が取り入れてくれると嬉しい。

3．外傷を受けた患者は外傷を再び受けやすい（「性欲化」という視点）

　外傷は現実生活で何度となく再現され，かつ治療の中でも再び外傷を受けやすい，ということを肝に銘じたい。筆者はかつてレイプに遭った女性が初診時にミニスカートで現れたときに戸惑ったことがある。その戸惑いをもとに「なぜミニスカートなのですか」と問うことは患者に外傷を再び与えることは明らかだった。再来時に，筆者に合わせたカジュアルな服装に変化したことで患者のミニスカートが初診医に示す患者の若者文化から出た礼儀だと知った。もしこのとき，「あなたは男性を性的に誘惑している」とコメントされたとしたら患者は大混乱したに違いない。このような過ちは，「性欲化」を無意識の欲望と十把一絡げに解釈する精神分析家に起こりがちである。

　筆者（2000）はかつて7歳と11歳と2度性的外傷を受けた成人女性の治療でフロイトの欲動理論を批判したことがあるが，そのとき，フロアからフロイト

の欲動理論に乗って治療すべきだと異義を唱えられた経験がある。つまり，「患者の誘惑されたい」願望を意識化させよ，ということである。この愚かさには反論の意欲も失せてしまった。マックウィリアムズ（McWilliams, N., 1994）はストーラー（Stoller, R.J.）の性的マゾヒズムの研究に触れて性欲化をわかりやすく説明している。「人々は，恐怖や外傷やその他の打ちのめされるような感覚を，性的興奮に変換させるという無意識的意図から，どんな経験でも性欲化させるのである」と簡潔に述べている。欲動理論を外傷患者に適用することには慎重でなければならない。

4．外傷体験をどこまで聞くか（記憶の再構築）

外傷の事実を聞くことで「パンドラの箱」を開ける結果になることがあるので，できればそっとしておきたいものである。また，患者の生々しい虐待体験を聞いた治療者が二次的に深刻な外傷を受けた臨床心理士を筆者は知っている。しかし，だからといって，患者にとって治療者が外傷体験を無視あるいは軽視していると認識されると治療は好転しないだろう。どこまで聞くか？

【症例11】10代のころの記憶が蘇ってきた40代の主婦
　彼女は2人の娘が成長したのでお中元のバイトを始めることにした。そのバイト先で記憶を失う原因になった恋人に瓜二つの大学生に出会った。彼を見た彼女は，幼少期の義父による性的虐待から思春期の荒んだ生活（薬物中毒と自傷行為と男性依存）までを一瞬のうちに思い出した。そして彼女はすべてを思い出したいと治療を求めてきたのである。大学生と会うまでは，彼女の記憶は現在の夫と出会ってから始まっていた。現在の幸せは現夫によってもたらされている。しかしその幸せは本当の自分の人生ではないという。筆者は，3回の審査分析の後に，希望に応えることに躊躇していると返事した。彼女は失望したが治療には3カ月ほど通った。そして代わりに姪の不登校の相談をするようになった。実際に姪を受診させて，彼女は姪のサポートに徹するようになった。その甲斐もあって姪は立ち直り，治療は終了した。と同時に，彼女の受診も途絶えた。

治療を振り返ってみても筆者の対応が治療的だったかどうか自信がない。荒

んだ生活ではあったが紛れもなく彼女はそこに生きていたので，治療を引き受けるべきだったかもしれない。現在の生活の方が「偽り」なのである。しかし彼女の希望を受け入れないことで退行現象は免れたのも事実だ。筆者にとってはよかったが患者にとっては不満が残る治療だったのかもしれない。今，再び彼女が受診してきたら，どうしたらよいだろうか。

　筆者は，アメリカで起きているような，患者が養育者を訴えるといった訴訟問題に遭遇したことはないが，実の親を治療者の前に引っ張り出してきて，「酷い親だ」と罵った症例は2例ほど経験している。治療者の威を借りて親に謝罪させようとしたのである。筆者にできることは，「内的体験」の外在化を扱う程度かもしれない。

5．外傷の経験を持つ患者はしばしば「怖い，怖い」と訴える

　幼少期に外傷を受けた患者はしばしば前後の脈絡なしに「怖い，怖い」と訴えることがある。しかもその内容の細部を患者は説明することができないので，治療者は恐怖体験を理解できないまま，患者の苦痛に共感できないことが多い。フラッシュバックでは，外傷の体験内容ではなくて，外傷時に身動きが取れなくなったという事態によって生じた恐怖の方が記憶されている。フラッシュバック体験を扱うには，恐怖体験や状況を語らせるのではなく，フリーズしている事実に重心を置いて支持することが重要である。

おわりに

　本章では外傷・解離・自傷というテーマで述べた。自傷行為を持つ解離性障害の患者は患者が現実に困っていることを中心に薬物治療や環境調整を行っていくと，多くの患者が安定し，治療からも離れていく。「心の蓋をする」支持的な介入の方が退行現象や交代人格の出現を見ないので，渾沌とした治療経過を避けることができる。しかし中にはそれでは解決しない患者も現れる。そのために，筆者は，解離性障害をパーソナリティ障害という視点で彼らのパーソナリティ改築を狙った治療の必要性について述べた。そして外傷に対する正常な解離反応が，後には遊べないパーソナリティの下地になるという事実を明らか

にして，その硬直したパーソナリティに遊びをもたらすために原始的防衛機制を扱う必要性について述べてきた．そしてこれからの課題は，本章では詳しく論じることができなかったが，社会性同一性を獲得できるように精神科治療に加えて社会資源を整えて支援システムを準備することにあると考えている．

参考文献

American Psychiatry Association Practice Guidelines：Practice guideline for the treatment of patients with borderline personality disorder. Am J Psychiatry 158(10)；1-52, 2001.
Asch, S.S.：Wrist scratching as a symptom of anhedonia：A predepressive state. Psychoanalytic Quar 40；603-617, 1971.
Freud, S.（1925）（懸田克躬訳：自己を語る．フロイト著作集４．人文書院，1970）
Gardner, A.R. & Gardner, A.J.：Self-Mutilation, Obsessionality and narcissism. Brit J Psychiat 127；127-132, 1975.
Grunebaum, H.U. & Klerman, G.L.：Wrist slashing. Am J Psychiatry 124(4)；527-534, 1967.
Gunderson, G.J.：Borderline Personality Disorder. A Clinical Guide. American Psychiatric Publishing, Inc., 2001.（黒田章史訳：境界性パーソナリティ障害—クリニカル・ガイド．金剛出版，2006）
Herman, J.L.：Trauma and Recovery. Basic Books, A Division of HarperCollins Publishers, Inc., 1992.（中井久夫訳：心的外傷と回復．みすず書房，1996）
川谷大治：曖昧さ，抱っこ，エディプスコンプレックス．精神分析研究36(1)；9-16, 1992.
川谷大治：性的いたずらと誘惑願望と現実的関係．日本精神分析学会第46回大会抄録集；114-116, 2000.
川谷大治：外来診療所におけるパーソナリティ障害の治療．こころの臨床アラカルト25(4)；547-553, 2006.
川谷大治：シンポジウム20「境界性パーソナリティ障害治療のガイドライン作成をめぐって『境界性パーソナリティ障害の外来治療』」．精神神経学雑誌109(6)；566-571, 2007.
川谷大治：境界性パーソナリティ障害の外来治療—クリニックにおける境界患者の治療の現状と問題点．(牛島定信編)：境界性パーソナリティ障害〈日本版治療ガイドライン〉．金剛出版，2008.
川谷大治：自傷・外傷・解離．臨床心理学8(4)；489-496, 2008.
川谷大治：解離と自傷．精神療法35(2)；168-174, 2009.
北山修：発表した症例から学ぶ—蓋をつくる方法．精神分析研究53(3)；245-260, 2009.
Linehan, M.M.：Cognitive-Behavioral Treatment of Borderline Personality Disorder. New York, Guilford Press, 1993.（大野裕監訳：境界性パーソナリティ障害の弁証法的行動療法—DBTによるBPDの治療．誠信書房，2007）
Little, M.：Psychotic Anxiety and Containment：A Personal Record of an Analysis with Winnicott, New York, Jason Aronson, 1990.（神田橋條治訳：精神病水準の不安と庇護—ウィニコットの精神分析の記録．岩崎学術出版社，1992）
McWilliams N：Psychoanalytic Diagnosis：Understanding Personality Structure in the Clinical Process. New York, Guilford Press, 1994.（成田善弘監訳　神谷栄治・北村婦美訳：パーソナリティ障害の診断と治療．創元社，2005）

Menninger, K.A.: Man Against Himself. New York, Harcourt Brace, 1938.（草野栄三郎訳：おのれに背くもの上・下．日本教文社，1962）

Ogden, T.: The Matrix of The Mind, Object Relations and The Psychoanalytic Dialogue. Jason Aronson Inc.（狩野力八郎監訳　藤山直樹訳：心のマトリックス．岩崎学術出版社，1996）

Simpson, M.A.: The phenomenology of self-mutilation in a general hospital setting. Canadian Psychiatry Association Journal 20 ; 429-434, 1975.

Tarnopolsky A : Borderline personality and psychological trauma．日本精神分析学会第48回大会，2002.

牛島定信：思春期女子の暴力的解決—手首自傷症候群．教育と医学7(7), 1979.

牛島定信：リストカットの理解と扱い方．現代のエスプリ443　自傷—リストカットを中心に．至文堂，2004.

van der Kolk, B.A., Mcfarlane, A.C. & Weisaeth, L.: Traumayic Stress : The Effects of Overwhelming Experience on Mind, Body, and Society. New York, The Guilford Press, 1996.（西澤哲訳：トラウマティック・ストレス—PTSDおよびトラウマ反応の臨床と研究のすべて．誠信書房，2001）

Winicott, D.W.: Maturational Process and Fascilitating Environment. London, Hogarth Press, 1965.（牛島定信訳：情緒発達の精神分析．岩崎学術出版社，1977）

Winicott, D.W.: Playing and Reality. London, Tavistock, 1971.（橋本雅雄訳：遊ぶことと現実．岩崎学術出版社，1979）

本章は以下の論文や研究会で発表した内容を加筆修正したものである．
川谷大治：自傷・外傷・解離, 臨床心理学8(4), 2008.
川谷大治：解離と自傷, 精神療法35(2), 2009.
川谷大治：研修症例のコメント「葛藤をこころに抱えること」．精神分析研究53(3), 2009.
第9回　日本外来精神医療学会分科会③：「解離と自傷」．2009.
2009年度精神分析セミナー—第5期2年次—：「神経症各論」．2009.

Section 5
自傷行為の心理療法

はじめに

　自傷患者の治療の鍵は，境界性パーソナリティ障害（以下，BPD）が握っていると述べてきたが，自傷患者の個人心理療法でも同じことがいえる。第2章で示したように自験例180人の自傷患者の臨床診断はBPD単独で90人（50.0％）を占めているのだから，BPDの心理療法の経験を積むことが求められる。それをここで述べるには，技法的には神経症水準の患者とどの点が異なっているのか，境界侵犯や華々しい行動化や自殺の危険が迫るような困難な状況をどのように乗り切ったらよいのか，さらには治療構造やセラピストの治療姿勢は……と考えると，筆者の手には負えそうにない。

　幸いにもわれわれは，BPDに関する個人心理療法に関する恰好の手引書を手にすることができる。牛島定信編『境界性パーソナリティ障害〈日本版治療ガイドライン〉』には，分担者の木村，神谷，成田らによる境界性パーソナリティ障害の個人精神療法のガイドラインが掲載されている。それは「少数の専門家だけではなく，わが国の臨床家に広く使用されることを目指したもので，特定の理論に偏ることなく，精神療法のコモンセンスを言葉にしようとしたものである」。さらに，本ガイドラインの作成過程で刊行された成田善弘編『境界性パーソナリティ障害の精神療法』を手にして，紹介されている文献に目を通している間に自傷患者の心理療法も見えてくるだろう。

　あえてこの厄介な作業に取り組んだ理由は，パーソナリティ障害とは何か，自傷患者はなぜ自分を攻撃するのか，行動化をどのように理解し対処したらよ

いのか，どのような心理療法が求められるのか，について筆者なりの考えが熟してきたからである。それと心理療法に関する学会や研究会に出席していて気づいたことではあるが，最近，「解釈」の仕方が筆者の若い頃と比べて大きな変化が見られてきているので，そのことを取り上げたくなったからである。まず，攻撃性を取り上げて，次いで自傷行為を行動化の観点で捉え，最後に関係性を育てる心理療法へと進むことになる。

I 攻撃性について

　筆者は攻撃性を「怒り」と「憎悪」に分けて考えている。怒りは反射的で言葉や筋肉活動によって放出されると収まる傾向がある。もちろん，過去を思い出すと怒りがこみ上げてくることもあるが，憎悪よりは動物的で短絡的である。一方，憎悪は枯れることのない泉のように湧き出てくるので原因となる恨みを晴らさないと収まることを知らない。より人間的で汲めども，汲めども尽きることがない。憎悪はなかなか手強い。

1．攻撃性の精神療法的アプローチに関する二，三の文献の紹介
　その意味で臨床的にはウィニコットの考え方は有益である。ウィニコット (Winicott, D.W.) は破壊と現実原則との衝突で生じる怒りに満ちた攻撃とを使い分け，「攻撃は破壊より後に起こってくる，よりソフィスティケートされた概念で，対象の破壊には怒りは含まれない」と述べ，「攻撃性を環境の失敗に対抗する健康な戦いの一部」と考えた。攻撃性が本能であるのか反応であるのかという議論は精神分析的には決着を見ていないが，反応的な攻撃性では自己愛の破壊的側面からの理解は重要である。
　自傷患者は現実生活の自己愛の傷つきが引き金であることが多い。この自己愛の傷つきは「怒り」や「憎悪」を引き起こす。コフート (Kohut, H.) は「環境の共感不全によって引き起こされる自己愛的怒りを攻撃性の原型」と考えたが，この自己愛的憤怒が憎悪へと発展すると治療的な困難を伴う。カーンバーグ (Kernberg, O.) が「発達論的に欲求不満にさせる母親への強い愛着が怒りから憎悪への変化の究極の起源である」と述べているように，治療の行き詰まり

の多くの原因がこの激しい憎悪の扱いの難しさにある。

　自傷行為は「攻撃性の内向」といわれるように，その行為は「怒り」と「憎悪」の表現だと筆者は考えている。

2．精神科臨床における攻撃性

　精神科臨床で「攻撃性」という言葉で連想される疾患は，パーソナリティ障害と精神病性興奮と眼窩前頭部前頭前野の器質性障害である。それに加えて，精神疾患ではないが，キレる若者，キレる大人，暴走老人，モンスターペアレント，なども思い浮かぶ。自己愛性パーソナリティ障害では自己愛的憤怒，BPDでは見捨てられ不安に伴う怒りと憎悪，強迫性パーソナリティ障害では万能感の傷つき，反社会性パーソナリティ障害では冷酷さ，回避性パーソナリティ障害では屈辱感から生じる激しい怒りと憎悪が生まれる。特に，家庭内暴力は『臆病な自尊心』と呼ばれる特殊な心理状態に置かれているので，心は始末に終えない憎悪で充満している。

　他方，キレる若者や大人そしてモンスターペアレントは社会文化的な影響が大きい。筆者（2008）は，彼らの出現を消費社会の観点で以下のように考えている。「かつては所属するソサエティーの地位が別のソサエティーでも高い地位を保証していたが，現在ではその地位のヨコの移動はなくなり，ソサエティーごとに地位と権威が形成されている。それを媒介しているのは消費である。たとえば幼稚園児でもおもちゃ屋に行けば，そこでは一人の消費者としてもてなしを受ける。逆に会社社長も，ラーメン屋に行けば数多い消費者の一人になって行列に並ばないといけない。……もてなしが悪いときに客が暴走するだけなのである」と。臨床の場で暴走する患者およびその家族は「もてなし」を十分に受けなかったと怒っているのである。だからもてなしが改善されると一件落着するが，憎悪の場合は，事が複雑である。

3．犯罪者における「攻撃性」

　憎悪の最たる不幸な結果は犯罪である。福島（1998）は殺人を犯した被告人57例のMRIとCTを調べて，①半数以上に微細な脳器質的異常，②2人以上の大量殺人者→92％に異常，③殺人者以外の場合の異常は5％。正常者で1％以下

だったと述べている。また殺人者の脳PETでは前頭葉機能の低下，左の扁桃体，視床などの機能低下が見られたというレイン（Rain, A., 1997）の研究を紹介している。どうやら憎悪は必ずしも心理的な要因だけで片づくものでもないようである。

4．「攻撃性」の精神分析
1）フロイトの攻撃性の理解

フロイト（Freud, S.）は晩年に「攻撃性は死の本能の派生物で，常に対象や自己に向かう破壊過程として顕在化する」と述べた。フロイトはペシミストで一貫して死の本能を生物の営みの中心において生の本能に立ちはだかるものと捉えた。果たしてそうなのか？　死の本能が中心にあるのなら生の本能の存在意味がないではないかと筆者はフロイトの説に疑問を持っていた。それで現代分子生物学の貢献の一つである「アポトーシス」という用語を頼りに，フロイトとの対話を試みた（川谷, 2008）。「アポトーシスは単細胞から多細胞への進化の過程で生物が獲得したプログラムであり，他の健全な細胞（遺伝子）を残すための戦略であることから，死の本能は生の本能の手助けのために作られたのである」と述べてフロイトの考え方を批判した。ただ神を追放して神の坐を虎視眈々と狙っている19世紀以降の人間においては生の本能は死の本能に取って代わられているとフロイトを支持した。この人間の自己愛，すなわち「病的誇大性」に潜む攻撃性はコフートとカーンバーグの論争へと繋がっていく。筆者は，「現実生活における屈辱・惨めさ」を「自己の内的世界」に舞台を移して，敗北者である自己を傷つけることで万能的な興奮を覚える自傷患者を数例経験している。

2）新フロイト派による攻撃性の考え方

フロイトの死の本能論は分析家の間では評判がすこぶる悪かった。フロム（Fromm, E.S., 1973）は『破壊』のなかで「なぜフロイトは死の本能論に突き進んだか」という疑問に対して，フロイトの個人的要因を挙げている。フロイトは死の恐怖によく襲われ，時には「さよなら」と言った後に，「もう二度と会えないかもしれない」と付け加えたというエピソードを紹介している。フロムはフロイトの死の観念を重視し，「死が人間の生の隠された目標であるがゆえに，

人間は死ぬことを求めるのだと仮定することは，彼の死の恐怖を軽減するように定められた一種の慰めであるとみなすことができる」と述べている。

クララ・ソンプソン（Thompson, C., 1951）も，①フロイトの自己破壊性は，成長や自己保存に役立つ自己主張と，建設的なものにはまったく役に立たない攻撃とを十分に区別していない。②攻撃心は，成長しようとするそして生命を支配しようとする内的な傾向に源を発している。この生命力が発展中に妨害された時にのみ，まさしく怒り，憤激あるいは憎悪などの要素がそれと結びつくようになる，とフロイトを批判した。彼女の批判は至極まともな見解であるが，先に述べた万能感に関しては補足する必要がある。

3）クラインの貢献

一方フロイトの死の本能論を忠実に受け継いだのはクライン（Klein, M.）である。彼女は「羨望」を死の本能のもっとも純粋な現れと考えた。この羨望という言葉について，国語学者の大野晋（1994）は『光る源氏の物語（下）』の中で，「want は『欠乏』ですね。『欠乏』であると同時に『欲望』です。無いから，欠乏しているから欲望するわけです。それと同じ言葉づかいが日本語にもあって，それは『乏し』です。これは『欠乏』とともに日本語では『欲望』じゃなくて『羨望』するんです。ものが少ししかないから，多くある人が羨ましいんですね」と興味深い話を展開している。クラインの口愛羨望とは「生後数カ月の乳児の最初の対象である母親の乳房に向けられるものであるが，ここでいう羨望とは，自分が欲している対象から，その欲しているものを得ることができない場合に，その対象に向かう怒りであり，破壊性である」（小此木）。羨望は「良い対象」に向けられる憎しみである点で貪欲と区別される。何かの都合で授乳がうまくいかないと，そこに在るのになぜ与えてくれないのか，と良いはずの対象（乳房）に赤ん坊は怒り狂い，その怒りは一切を破壊へと導く，というのがクラインの「羨望」である。ただクラインの死の本能論は，環境側の影響をまったく考慮していないことと，羨望が赤ん坊の「欠乏状態」に陥りやすい体質に原因を求めているのか，それとも怒り狂う体質に原因を考えているのか，どちらなのかという疑問が残る。

4）ウィニコットの貢献

クラインよりもわかりやすいのはウィニコットである。彼は「破壊」と現実

原則との衝突で生じる「怒り」に満ちた攻撃とを使い分け，「攻撃性を環境の失敗に対抗する健康な戦いの一部」と考えた。しかし彼の考えは，サイコパスの攻撃性やY染色体や男性ホルモンの影響を見逃しているのが弱点である。にもかかわらずウィニコットの臨床的貢献は大きい。彼は『逆転移のなかの憎しみ』(1947)の中で生まれた幼児に対する母親の憎しみと，退行した要求がましい精神病的な患者に対する分析家の憎しみとを比較した。その一部を長くなるが引用しよう。

　「幼児の攻撃性の始まりは『無慈悲』であることが必要である。赤ん坊の人格が統合（全体的な人格として）されるにつれ，憎しみという意味を感じる。それ以前は『無慈悲』なのである。しかしながら，母親ははじめから赤ん坊を憎むのである」。そして分析家の「憎しみ」について「母親は，赤ん坊を憎むことを，……容認できなければならない。しかし，それを表現することはできない。……自分の赤ん坊によってひどく傷つけられながら，子どもに報復しないで大いに憎むことができる能力，そして後日，あるかもしれない，あるいはないかもしれない報酬を待つ彼女の能力である。……子どもには憎むための憎しみが必要なのである。……分析家は，乳児に身を捧げる母親がもつ根気と耐性と当てになること，のすべてを発揮しなければならない。つまり，患者の願望 wish をニーズとして認識しなければならない。役に立ち，時間に正確で，客観的でいるために，その他の興味は傍へ置いておかなければならない。患者のニーズだからこそ現実に与えられているものを，分析家が与えたがっているのだ，と思われる必要がある」。（傍線筆者）

　そして発達論的には，愛することとならんで，憎むことができる能力は，アンビバレンスに到達したことを意味し，これが相対的依存の時期と思いやりの段階に幼児が到達したということだと説明した。

5）コフートとカーンバーグの論争
　1970年代の精神分析の論争の一つが自己愛は成長促進的か単に防衛に過ぎないと考えるかにあった。コフートは前者をカーンバーグは後者を支持した。そして攻撃性に関する考えもコフートは「環境の共感不全によって引き起こされる自己愛的憤怒を攻撃性の原型」と考え，一方カーンバーグは「母親の養育

を困難なものにしやすい幼児の持つ体質的素因としての口愛的攻撃性」を重視し，互いに譲らなかった。どちらにも一長一短があり，臨床的にはその微妙なバランス（弁証法的）を必要とすることで筆者の中では決着がついている。玉虫色は嫌いだといわれるなら，自傷患者の心の世界は，先にも述べたように，現実世界を否認し内的世界に舞台を移すことによって万能者たらんと欲する様相が特徴なので，治療的には患者の万能感を復活させないと次に進まない，という臨床経験からどちらかと言えばコフート寄りである。

6) 脳とこころ——脳科学の貢献——

さて，1990年代から脳科学の発展は目ざましく，精神分析に新しい風を送っている。

ソームズ（Solms, M., 2002）は，神経生物学的には3つの「攻撃性」を想定している。①「怒り」システム，②略奪的な行動＝欲求的な探索（ドーパミン系），③男性的な支配行動である。扁桃体と眼窩前頭部前頭前野（OF）の外傷は粗暴で衝動的な行動に走りやすく，BPDの病因説にもなっている。

日本でも「攻撃性の神経回路」を動物実験で証明したという上田秀一（独協医大解剖学）の発表がある。彼はNHK総合「クローズアップ現代"キレる大人"出現の謎」（2007）の番組の中で，扁桃体へのモノアミン系入力の階層性仮説を紹介した。彼の「キレるラット」は，セロトニンの低下，ノルアドレナリン系の破壊，そしてドーパミン系を賦活するという3つの条件を人工的に作ることで誕生した。

一方攻撃性抑制回路の発見，セロトニン神経系の働き（前頭前野を促進し扁桃体を抑制する），慢性ストレス状態におけるHPA（視床下部-下垂体-副腎）系の機能亢進は海馬の可塑性，新生細胞を減少させて認知機能の低下と前頭葉活動の低下をもたらして攻撃準備段階を作る，という仮説は心に関心を持つ者に新たな視点を与えてくれる。

7) 筆者の考える攻撃性

筆者は「怒り」よりも「憎悪」に関心が高い。なぜ人間だけが対象を憎悪し続けるのか。憎悪は記憶と関連しているようだ。10歳前後の「自我の芽生え」の時期から人間の記憶は短期記憶よりもエピソード記憶が優位になる。このエピソード記憶が憎悪の温床だと筆者は考える。犬は闘争に負けた犬にそれ以上

の攻撃を加えることはない。なぜ人間では攻撃の手を緩めない者が現れるのか。犬にあって人間に欠けているのは何か。自傷患者はなぜ自分をあんなに憎むのか。家庭内暴力を振るう少年が手加減を知らないのはなぜなのか。家庭内暴力の少年の治療を数多く担当してきて思うのは，自己愛的な怒り（屈辱）が憎悪を生むこと，そこには愛着が関与し，依存する対象に暴力を振るうのが特徴的である。依存する対象に攻撃するのはクラインの「羨望」の概念に近い。自傷行為は攻撃を内向させて（マゾヒズム），家庭内暴力は外に向ける（サディズム）違いはあるが，牛島が指摘するように，両者とも暴力的解決の1つであることである。

II 関係性を育てる心理療法

1. 自傷患者の心理療法の概観

　第1章の自傷行為の文献的展望で述べてきたように，自傷行為の心理療法は1980年代までは精神分析が中心的な役割を担ってきたが，1990年代から認知行動療法的アプローチが盛んになってきた。その理由は，精神分析療法は自傷行為を繰り返す，つまり衝動コントロールが悪く，自傷行為に耽溺している患者の治療には不向きだからである。その理由として，第3章で取り上げたように，精神分析は治療からのドロップアウトが多いことと一定以上の治療効果を挙げなかったこと，つまりその費用対効果が悪かったことが表舞台から降りることになった最大の原因である。

　とはいえ，1970年代はカーンバーグが登場して，精神分析を再び復活させたのも事実である。その勢いで精神分析は1980年代までは境界性パーソナリティ障害治療の主人公だったのである。とは言っても，精神分析にさまざまな技法上の工夫がなされた上でのことである。古くは毎日分析による洞察を狙った精神分析か2週に1回の支持的精神療法かという議論から，転移と逆転移や治療抵抗や行動化といった問題，精神分析へのパラメーターの導入，治療同盟形成のための限界設定の是非を巡る問題，セラピストの長期不在時の対応，カーンバーグ的介入かコフート的介入か，わが国では1970年代から岩崎・小此木によってATスプリットの導入に対する活発な議論が行われた。

そして1990年代から精神分析療法に取って代わって登場したのがリネハン（Linehan, M.M.）らの弁証法的行動療法（以下，DBT）である。この治療は，リネハンによってBPDの自殺の予防や衝動コントロールを目的に20年来の臨床活動から編み出され，1993年には定式化された認知行動療法の変法である。

　それまでの精神分析療法を含めた心理療法が有効な治療効果を挙げなかったのに対して，DBTはBPD患者の中断率を低下させ（治療継続率は50％から80％に有意に高い），治療効果（自殺企図，自傷行為の頻度，精神病院への入院回数は有意に少ない，また入院した場合の平均入院期間も57日から17日へと減少）を上げたのである。DBTはBPDの本質を生物学的社会学的な理論を前提としている。「生物学的基礎とは情動調節障害であり，環境とは子どもの激しい感情表出，あるいは思考様式，行動様式を無効invalidateにしてしまうもの，つまりnegativeに捉えてそうしたものを否定しがちな養育者の態度を指している」（小野）。

　リネハンの弁証法的行動療法の特徴を大野は次のように要約している。「DBTの主要な目標は，①患者が生きるかセラピストのある生活を作り上げるのを援助すること，②問題解決における非適応的な試みを適応的でスキルフルな問題解決行動に置き換えることである。治療は，次に挙げる（1）妥当性，（2）問題解決スキルの獲得，（3）電話コンサルテーション，（4）セラピストのためのケースコンサルテーションの4つのモードを基本として組み立てられている」。中でも，筆者の基本的治療態度に通じるのは，妥当性の確認である。大野（2004）の説明によると，「患者のさまざまな行動化を対象操作的な問題行動と考えて直面化したり解釈したりしてきた従来の境界性パーソナリティ障害の治療とは一線を画するものである。DBTでは，こうした行動は助けを求めようとしてのものであり，まずその時点の行動を受容し認めることから出発する必要がある。DBTの技法的は，解釈ではなく照らし返し（reflection）を重視することになる。たとえば，患者が怒りを激しく表出した場合，精神分析的な立場でのセラピストであれば怒りの背後に内的世界の存在を想定し，悪い対象をセラピストに映し出して怒っていると考え，そのことを直面化することが多い。しかし，DBTでは，その怒りをすぐに内的な問題とは捉えず，現実的な問題として現実を詳細に見ていくことによって対処する」のである。そのこと

をリネハンは，知っていたのかどうかは知らないが，有名な釈迦の「毒矢の喩え」で説明している。

　毒矢に射られた人を救おうとするときに，誰が毒矢を射たのか，どこを歩いている時に射られたのか，どちらの方角から矢は飛んできたのか，またどのような弓で射られたのか，あるいはまた矢柄はどのような形をしていたのか，その羽は何でできていたのか，その先端はどんな形をしていたのかを問診していると，その間に毒が回って死んでしまうので，まずは毒矢を抜かねばならないのである，という釈迦の教えである。

　大急ぎで，境界性パーソナリティ障害を持つ自傷患者の心理療法の流れについて述べてきたが，筆者は長い間精神分析的精神療法に親しんできたのと，年齢的にこれから DBT を学びなおす余裕もないので，本章では精神分析的な心理療法を中心に述べていこうと思う。

2．目指すは「関係性を育てる心理療法」

　といっても精神分析的かどうかの審判は読者に任せるしかない。精神分析療法は転移という舞台の上で解釈を中心に洞察を得ることで自我を拡大させることに治療の機序があるので，これから述べる筆者の心理療法は関係性を育てる点に焦点を置いているので，精神分析とはまったくかけ離れていると批判されるかもしれないからである。30 年間精神分析を学んできたつもりであるが，その実践的な心理療法となると，200 例近い BPD 患者によって似て非なるものに作りかえられてきた。

　否，以前から精神分析の概念を借用して別の心理療法を追及してきたのかもしれない。なぜなら，筆者は解釈よりも共感と理解を重視してきたし，洞察よりも患者に自分史を物語らせることを治療機序にしてきたからである。大学時代は小説を読むのが好きだったのに精神科医になってからはとんと読まなくなった。それは毎日毎日患者の話を本を読むように聞いたからである。作家の作り話も面白いけど患者の語る話は感動的だった。患者のありがたい話が聞けてそれで生活の糧をえるのだからちょっと申し訳ない気がしないでもなかった。

　洞察もセラピストの解釈によって得られるものではなくて，患者が自分を語るうちに自然に気づかれるのを重視した。胸の内を言葉にすると自我はごまか

しができなくなるからである。解釈は，悪いいい方をするなら，患者の心をセラピストが『当てっこ』するようなものである。精神分析に夢中になった学生時代に友人の考えや行動を分析（「解釈」）しては顰蹙を買ったことがある。精神分析という権威を借りて解釈されると反論の余地もない。不快感しか残らない。そのような批判をされた覚えがある。

そして福岡大学病院で精神分析家を目指してトレーニングしているときに先輩医師に「君は覗き趣味が強いから精神分析が好きなのだ」と外来に行く度毎に冷蔵庫の扉を開ける筆者の行動を解釈された。不思議とその解釈に嫌悪感は覚えなかった。むしろ自分をわかってもらったという一体感を感じた。筆者はこれが解釈の真髄だと思った。筆者の先輩医師に向けられた感情転移は「わかってもらいたい」という欲求で解釈の中身はどうでもよかったのだ。「当てっこ」的解釈が治療的になるのは患者とセラピストとの間で展開されている関係性に焦点が当てられるとよいのだと考えたのである。内容よりも！

平成9年5月に精神科クリニックを開業してからは平均15分の短時間セッションの毎日が始まった。50分セッションを求める患者には保険診療が終わった夜に自費で精神分析療法を行った。短時間のセッションが内容的に50分セッションに優るようにするにはどうしたらよいかと試行錯誤を繰り返した。短時間セッションは患者の退行を徒に促進しないので治療のボーダーライン化を防ぐことになるが，それではいつまでも患者のパーソナリティ構造の改築（「リフォーム」）は起こらない。ボーダーライン化を少なくしてパーソナリティの成熟を期することはできないものかと考えているうちに自然と身についたのが，「関係性を育てる」心理療法だった。

そこに至るまでの過程を自傷患者の心理療法を通して述べてみることにする。まず，自傷患者の心理療法の何が難しいのかを列挙し，それに対するセラピスト側の問題点を洗い直し，最後に筆者の求める「関係性を育てる」心理療法を描いてみたい。

3．日本文化の特徴——つくりかえること——

筆者が学んできた精神分析は，精神分析がわが国に輸入されて日本化の波を被ってきたように，BPD患者や青年期患者によってつくりかえられてきた。

きっとリネハンの弁証法的行動療法もそのままの形ではわが国で定着しないだろう。生き残るにはつくりかえられる必要がある。芥川龍之介（1922）は，原稿用紙10枚足らずの短編小説『神々の微笑』の中で日本文化は「輸入したものをつくりかえるのが特徴」だと看破した。日本ではつくりかえないと活かされないのである。以下に小説のあらすじを述べよう。

　戦国時代，宣教師オルガンティノは日本での布教が着実に実を結んでいるにもかかわらず，憂うつで落ち着かない。彼は「デウス様よ，私にはどうしても，この国をキリスト教国にする自信がありません」と弱気になっている。そこに老人の格好をした日本の神が現れて「あなたの負けです」と語りかけてくる。彼の反論に，日本の神は「かつて仏教もこの国に来て変質してしまった」と言って，中国の哲人である孔子，孟子，荘子，そして文字さえもが，日本に取り入れられてすべて変えられてしまったではないかと例を一つ一つ挙げていく。それでもオルガンティノは「今日は侍が23人帰依した」と抵抗するが，「帰依したということだけなら，この国の大部分の人々は仏教に帰依しています。でもこの国というのは，結局，教えの本質を変えてしまい，この国に同化させてしまうのです。このわれわれの力は，破壊する力ではありません。つくりかえる力なのです」と止めを刺す。

　精神分析の日本化は以下に箇条書きで示すようにつくりかえられた結果，日本精神分析学会は会員2,000人を超す学会へと発展してきたのである。

1）毎日分析の放棄（古沢）
　　合理的な病識や治療理解を期待することは困難。
　　日本人ではセラピスト個人の人格への信頼や尊敬が大きい。
2）料金の問題
　　お金は不浄というエトスが変わらないと解決しない。
　　自費で1〜3万円／回を週に4回以上受けて払える者は一部の人たちだけ。
3）教育分析の放棄（土居）
　　「常に成功する」とは限らない。成田善弘先生を見よ！
4）日本の現状に立脚して将来を見据える（西園）
　　日本精神分析学会と日本精神分析協会の二重構造
5）30分セッションを認める（日本精神分析学会）

1）毎日分析の放棄

　小此木（1969）は日本精神分析学会第15回総会における追悼記念講演で古沢はフロイトの方法に極めて忠実であったと述べた上で,「戦前の日本人の間に医学的な精神療法を受け容れる常識がほとんど皆無だったので，そのままの形では適応しがたいものだったことと，わが国の経済的条件もこれに関与し，週5日といった治療のやり方は困難で，週1,2回に制限され，また，治療への導入あるいは，治療の継続への患者側の動機づけに，合理的な病識や治療理解をいきなり期待することは困難であり，むしろ先生個人の人格への信頼や尊敬が大きな役割を果たした」と述べている。古沢によって，まずつくりかえられたのが毎日分析の放棄である。

2）料金の問題

　日本人にとってお金は不浄なものであってお金儲けを否定している。西洋で資本主義が発展したのはプロテスタンティズム精神にあることを見抜いたのはマックス・ヴェーバーである。宗教改革によって，お金儲けが汚い行為であったのが，禁欲的労働，つまり現世の職業が救済のための儀礼と同じであることへ変わった。労働すること，お金を稼ぐことが救済につながったのである。日本ではエトスを変えるようなできごとは未だ起きていない。「人助け」でお金儲けをするのは卑しい行為なのである。人々が治療に求めるのはお金儲けの医者ではなく,「赤ひげ」に代表されるように，情けとあわれみを実践するセラピストの人柄なのである。このことは古沢も気づいていた。

　貧乏で情けとあわれを身上とする日本人にとって，気の遠くなるような時間とお金を必要とする精神分析は確かに肌に合わなかったと想像される。しかし，単純に時間とお金だけの問題ではなくて，もっと本質的な問題があった。前田（1984）は『自由連想法覚書』の中で，古沢の教育分析を受けるときに「当面は，1週2回にしましょう。これまでのボクの経験では，毎日つづけてやることは，かえって小さいことにとらわれすぎて，全体を見失うことがありますので」と説明を受けている。

3）教育分析の放棄

　土居（2005）は精神分析研究の50周年記念特集増刊号で「教育分析は必ずしも必要ない」と述べ，その立派なモデルの一つとして成田先生の名前を挙げて

いる。そして最後に,「大体,教育分析をやっても常に成功するとは限らないではないか。結局,日本の精神分析学会は日本の現状に立脚して将来を見据える他はないという西園氏の結論に納得した次第である」と結んでいる。土居の「日本の現状」,「成功する」とはどういうことなのか。文面からは,フロイトの精神分析に忠実であるのかないのか,というわけではないことが読み取れる。セラピストとしての品格のことを指しているように筆者には聞こえる。そして教育分析が「成功する」とは,成田先生のように味のあるパーソナリティに訓練生を仕上げるということを言っているのである。

とすると,教育分析は何のためにあるのか。それは精神分析を行うに当たっての人格的準備である。日本では,患者が精神分析に求めるものは「セラピスト個人の人格への信頼や尊敬」という「この国の現状」があるようだ。患者は分析家が魅力ある人物であることを求めている。しかしそれは,生まれつきのものなので,訓練生を必ずしも魅力ある人物に仕立てることに「成功」するとは限らない,という土居の見解に行き着くのである。よって人格的準備とは,自身のコンプレックスに熟知し,自らの逆転移に振り回されないだけではなく,人柄を含めた品格のことを言っているのである。

4) そして今

これから問題になるのは短時間セッションである。今や,精神分析の本丸に火が放たれようとしている。日本精神分析学会のプログラム委員会では30分のセッションを学会発表のケースとして認めるかどうかという問題が話題に上ることがある。30分の治療を推す人たちは,短時間セッションでも治癒に結びつくし,精神科医が忙しい臨床の合間に30分もの時間を患者に割り当てるわけだから,これは人情的にも受け入れられるものである,と主張する。一方で反対派は,分析は昔から50分というのが決まりごとだといって反対する。この問題は,これまで見てきたように,われわれが生活する土壌に根ざした問題でもある。筆者は,保険診療の中で10分,15分という短時間セッションを毎日行っている。短時間のセッションの中で転移が劇化され,患者は筆者とともに転移を体験し,その体験を言葉にしていく過程で多くの患者が治っていくわけだから,精神療法的には短時間セッションを頭から否定もできない。具体的にはボーダーラインの治療では50分のセッションを週1回行うよりも10分の

セッションを週2回した方が治りはいいからである。

　古沢も土居も，この日本という土壌で精神分析をつくりかえてきた。それは「もはや分析ではない」のである。もっと素晴らしいものかもしれない。筆者はスーパーヴィジョンを求めてくるスーパーヴァイジーにはこの「つくりかえる力」の重要性をまず理解してもらって，この土壌をしっかり踏んでもらいたいと思っている。ラカン（Lacan, J.）が「人はそれぞれの精神分析を自分でつくるのだ，それ以外に精神分析を伝える道はない」と言った言葉が思い出される。

　ところで筆者は，精神分析のトレーニングを長年にわたって受けてきたが，現在は毎日分析をする余裕はなく，毎日保険診療で追われている。これから述べていく「関係性を育てる」心理療法はパーソナリティ障害の治療経験の中ででき上がったものである。日本化というよりは川谷化，小説化，芝居化，保険診療化，精神科外来化，と呼んだ方が正確かもしれない。

4．自傷患者の心理療法の問題点

　筆者の心理療法がどのようにつくりかえられたのか。自傷患者の心理療法を行う際の難しさを整理して，それを解決するために心理療法がどのように変化したかについて述べることにする。

1）治療動機

　自傷行為を慢性的に繰り返している人が精神科クリニックを受診する割合はどれくらいだろうか。氷山の一角と思ってよいかもしれない。人間関係が思うようにいかない，社会になかなか適応できない，などの理由で心理療法を求めてくることはあっても，自分自身の問題を意識しかつ自分が変化するために心理療法を求めてくる人は少ないと思われる。さらに「自分がない」「空虚感」「アンヘドニア」といった自己の病んだ状態で治療を求めてきても，その不快感の解消の手段の一つになっている自傷行為を止めることにはアンビバレントである。自傷行為は自己を守る側面があるからである。心理療法はこの矛盾を受け入れることからスタートするので，神経症の治療のために編み出された精神分析療法は修正を求められる。神経症では意識的には治りたいけど無意識的には治りたくないと思っているので，無意識を意識化させることが治療の基本路線になる。一方，自傷患者では意識内に自傷行為を止めたいけど止めたくもない

と考えているので，治療は無意識の意識化ではなくて「ジレンマの受容」が基本路線になる。

【症例1】「誰の迷惑にもならないから切ったっていいじゃん」
　家族が見かねて医療機関を受診させたが数箇所の受診はそれぞれ1回で終わった。筆者には「高校生の頃からもやもやするときにリストカットをしてきたが，まわりがおかしいというので受診したけど，自分では『誰にも迷惑かけていないから別にいいじゃん』と思うし，リストカットを止めたらもやもやを解消する手立てがなくなってしまうので止めたくない」と話した。患者のアンビバレントな気持ちを「そうなんだよね」と受け入れると，患者は自らリストカットについて語った。
　彼女の話をまとめると，若い女性で臨床診断がつけにくいこと，自尊心感情の病理があること，現実の自己愛の傷つきから空虚感ともやもや感が高まり，強迫的にリストカットをしていること，小学4年のとき太っていることを男子生徒にからかわれたこと，高校を中退してからリストカットが始まったこと，リストカットの現場は誰にも見せていないこと，何故切るのかと聞かれると説明しにくいこと，通信制高校を出て大学に入学したけどリストカットが止まないこと，だった。
　筆者は，彼女の話をまとめて治療はかなりの長期戦になること，自分を人前で出さないようにしたことと自傷行為が関係していること，などを説明して治療に通うかどうかを訊ねると患者は頷いた。それから患者は通院を続けた。

2）治療契約 (川谷, 2006)

　セラピストとの間で取り交わされる治療契約も治療動機と関連する。彼らの多くが心理療法を受けることに部分的には納得しているが決して全面的に同意しているわけではない。契約は部分的なものであって相手次第なところがある。つまり，自傷患者は自己を病んでいるせいもあってセラピストとの関係性によって契約を結ぶに至るのである。その関係は日本人が宗教に入る時の動機に似通っている。日本人は教義に惹かれるのではなく入信を薦める人の情にほだされて入る場合が多い。だからやめるときも教義の是非よりも教祖の人間性を疑って脱退するのである。心理療法の場合もセラピストが自分の治療に熱心であるかどうかがまず重要項目になる。また，セラピストが自傷の深刻さに動

揺して，安易に自傷行為をしないようにと契約時に告げると，患者は自己否定されたという思いにかられ，あるいはセラピストの懐の狭さを見抜いて，治療は成り立たないことが多い。表面的にはセラピストの申し合わせに同意するが，約束の次のセッションはキャンセルする。

なので心理療法の契約は急いではならない。契約が成立することが治療のゴールだと考えて悠長に構えておく必要がある。契約事項を文書にして互いにそれを持ち合うのは水臭いものである。文書による契約は「先生は私を信用していないのですね」という気持ちを増長させることになるので，固いことは言わないで曖昧さを抱え続けることが重要なのである。

3）面接中や面接と面接の間の行動化

これらの行動化の扱い方は昔も今も変わらない普遍的な問題である。面接中に激しく叫んだり，時間が来てもなかなか部屋を立ち去らなかったり，毎回遅刻したり，長い沈黙を続けたり，治療をキャンセルしたり，特別の患者であることを求めたり，行きずりの性的体験を持ったり，家族に暴力を振るったり，などである。

行動化はかつて治療抵抗の特殊な現れであると考えられてきたが，転移・逆転移の概念の変遷と同じように，行動化そのものに適応的なコミュニケーションの意味を見出そうとするアプローチ，つまりかつて成長に必要だった体験を求めるという視点を導入する方向に変化した。筆者は，行動化は患者とセラピストの合作という立場を重視するので，その関係性によって行動化も常に新しい問題となってセラピストの前に現れると考える。

筆者はウィニコットの治療セッティングを採用して，行動化を「抱える治療環境」therapeutic holding environment の失敗と考える。日頃使う言葉で表現すると，治療の見立てをミスったのである。特に，自傷患者の場合，家具を壊すのと違って身体に傷跡が残るのでセラピストの痛みもそれだけ大きい。衝動コントロールができない患者に「自傷をしないよう」に限界設定しても無理難題を持ち込むようなものである。まず，患者はセラピストとの約束を守れるかどうかを査定しなければならない。できないと判断した場合は，薬物治療を工夫しATスプリットを導入するなどの処置を必要とするし，できると判断して行動化が出現した場合はセラピストのミスジャッジなのである。このように行

動化を考えると，セラピストは患者の行動化の裏にある心理を推測して解釈するのではなく，行動化に対してまず「謝罪」という治療姿勢をとるのが自然である。お腹を空かしている子どもに対して母親が「ごめんね！ お腹すいたでしょう」と言いながら食事の準備に取りかかるのと同じである。心理療法の終了の時間が来ても面接室を去ろうとしない患者の場合も然りである。まず時間が来たことを残念なことだと同情して，患者に憎まれ，そしてセラピストは生き残らなければならない。それは砂場での遊びを終えて家に帰るよう子どもに告げて，「嫌だ」と言われても，「約束だったでしょう」と言わずに根気よく「ほらほら，帰ろう」と言い続けるだけで，憎まれ口を叩かれながら一仕事終わるのと同じことである。

これまで筆者は患者を幼児モデルで喩えてきた。しかし，私たちの患者は大人の部分も持ち合わせている。その微妙なバランスを調整できない人たちだと考えている。そのバランスを上手にとれるように彼らと向き合うのが治療には必要である。それには第3章の「境界性パーソナリティ障害の外来治療」で取り上げた「対峙する治療態度」が特に重要になってくる。

4）治療からのドロップアウト

筆者（2000）はかつて境界例23例の治療経験で4年以上の継続率が75％を超えたと報告したことがある。それが開業してから50％程度に落ち込んだ。その理由は，クリニックには大学病院のような権威がないことと短時間セッションという治療構造の問題が大きかった。さらに決定的だったのは，クリニックは敷居の低い分，離れるのも容易なのである。大学病院などと違ってありがたさが比較にもならないくらい低い。

BPD治療は治療継続性にあると考えていたので治療からのドロップアウト率の低下には正直自信を失いかけた。筆者は治療を長く続ける過程でパーソナリティ構造の改築を行いたいので，治療の中断は筆者にとって残念なことなのである。改築を急ぎすぎたのか，そのやり方が患者に合わなかったのか，あるいは患者のニーズにヒットしなかったせいなのか，考えさせられた。病的パーソナリティ構造をどの程度扱うか難しい問題である。

5）原始的な防衛機制の扱い方

ドロップアウトの問題はパーソナリティ障害で見られる原始的な防衛（スプ

リッティングや投影同一化）の扱いとも関連する。その扱いが悪かったのでドロップアウト率が悪くなったのかもしれない。というのは，第3章と第4章で詳しく述べたように，本書は患者が「矛盾を抱える」能力を身につけ大人になるためのハウツー本でもあるからである。この原始的防衛の扱いによって筆者の精神分析は大幅につくりかえられたのである。

　患者のパーソナリティ構造を扱うということはこの原始的な防衛機制を積極的に扱うかどうかという問題である。治療中断とも関わってくる問題なのだが，患者がセラピストに陰性感情を抱いている場合，そのまま放置すると治療は続かないし，しかし早すぎる介入は治療関係を不安定にする危険性もあるので，どちらにしても治療が続かないことになる。原始的防衛機制を扱うのは時間と根気がいる作業だからである。それよりも患者を取り巻く環境側に働きかけて患者の不安を軽減するアプローチや薬物治療によって原始的な防衛機制に患者がエネルギーを費やすのを軽くするアプローチもある。しかしそれだと治療は安定するが，患者のパーソナリティ構造の改築は望めない。このジレンマを一体どう解決したらよいのだろうか，というのが本書のテーマでもある。

6）治療の行き詰まり

　治療の行き詰まりとは，治療が進展もしなければ，中断されることもない，という状況のことである。筆者の経験では，自傷行為も影を潜め状態も安定してきたにもかかわらず，面接時の話題は貧困でその後の治療展開が見えない，という治療状況が多い。患者は社会に出て行けなくてもどかしく，セラピストもそういう患者に手を出せなくて，2人は見合ったまま時間だけが経って行くのである。逆に，患者の混乱は収まることを知らず一向に先が見えないのも行き詰まりもあるが，第3章で提示した症例のように，大抵は患者の方が打破してくれた。攻撃性は決して死の本能（羨望）のように治療そのものを破壊するだけのものではなくて打開策のエネルギーの一つにもなるのでパーソナリティ障害の心理療法は面白い。

7）社会的引きこもりや仕事に就くことの困難さ

　第2章で述べたように，BPDの治療が進んで，患者の状態も改善されたにもかかわらず，患者は社会から引きこもっている場合がある。回避性の傾向が強いパーソナリティだと，彼らの社会参加を心理療法だけで応援するのは現実的

でないと筆者は考える。回避性パーソナリティ障害で社会から引きこもっている患者の場合は薬物治療（抗精神病薬）を併用しながら，彼らの社交不安障害（SAD）を軽くする必要性がある。彼らの無力感はセラピストが想像する以上に大きいことを熟知し家族にも十分に説明すべきである。

　そのためにも社会に参加するための準備（たとえばデイケアや「社会復帰支援プログラム」など）について患者と話し合う必要がある。そうなると，心理療法の枠から外れてしまうこともあるので，筆者はパーソナリティ障害の治療では精神科医も心理士のためにもATスプリットを推奨している。社会参加の部分を主治医が支援し，セラピストはそのときの戸惑いを扱うことによって心の外と内の両面で支援できるのである。これ以上のことは第3章をご覧いただきたい。

5．関係性を育てる心理療法

　自傷患者の臨床経験から彼らの不幸は「不快な感情」を処理する能力に欠点があると考えている。脳科学的には大脳辺縁系の興奮を前頭前野が制御できないのである。不快な感情をどの程度抱えられるかという実験があるのかどうかは知らないけれど，BPD患者はちょっとしたヒントによって問題解決を図れるようになるという研究は臨床的には救いである。彼らはセラピストの存在を必要としているということである。とするとどのようなセラピストを必要としているのだろうか。

　筆者は黒子や姫君や若殿を育てながら見守っていく爺やのような存在が理想的だと考えている。それを竹友（Taketomo, Y., 1989）の「先生転移」に倣って「黒子転移」「爺や転移」と呼んでいる。今は落ちぶれた生活を続けているけど，その志は誇り高く，いずれは親の敵を討って，主君になる人たちなのである。彼らの成長を信じて剣術を教え，諸々のことを世話していく爺やが理想像である。けれども今は幼くてプライドだけが高い未熟者である。そして現実にはいつも失敗しては悔しさで目を腫らしている。

　爺やとしては，いやな思いをしてもすぐには吐き出さずに，かつ自分を攻撃することもせずに，少しの間だけでもその不快さを心に収めることができたら，そのうちにいい考えが浮かぶかもしれないし，いつの間にか忘れることだって

あるのにと思う。嫌な出来事は2,3日，ショックな出来事でも2週間もあれば収まるものだ。ところが，わが姫君は物事を割り切ることもできなければ心に抱えることもできずにそれを暴力的に解決するのである。

よって「爺や転移」の中での彼らの治療は，ひとまず次のセッションまで嫌な思いを抱えることができるようになること，そしてその思いをセッションのなかで思いのたけを言葉にすること，そのためにはセラピストは道徳的判断を持ち込まずに中立的な姿勢で彼らと相対し，セラピストの心にどのような感情が生まれるかに意識を集中する。すると，セラピストの心がまるで「蝿取り紙＝ゴキブリホイホイ」に絡まったかのように，あるいはさまざまな感情に支配されていることが分かる。そのとき，セラピストは彼らの心の片割れを担っているのである。それを筆者は「劇化」と呼ぶ。つまり，患者の心の対象関係がセラピストとの間に移された瞬間なのである。そして今度は，このセラピストと患者との関係を通して，彼らが暴力的解決でなく，ある一定の間心に抱えられるようにするのが「関係性を育てる」心理療法なのである。

1）治療への情熱と細心さ

自傷患者の基本的治療スタイルはBPDのそれに準ずる。それは英雄的なまでの情熱と治療の限界性を常に意識しながら治療するストーン流 (Stone, M.H., 1990) のやり方である。まず彼らの不安定性を問題視するのではなく，「それがゆえにBPDなのだ」と全面的に彼らの不安定性を受け入れる。とことん受け入れられるとそこに関係性が芽生えてくる。治療の妨げになる問題行動や不安定性は関係性の歪さとして現れ，筆者はそれをホールディングし，ときに彼らに情緒的に対峙し，他者と安心して付き合えるような関係性を育てていく。この治療関係を外側と内側から抱える医院の治療環境が重要になってくる。

2）中立性

自傷患者は自責の念が強く，傷つけた跡は隠したがる。しかし，中には事の重大さを周囲に分かってもらおうと隠さずに傷口を見せるものも少なくない。自傷の回数を重ねるに従って，その態度も変化するようである。たとえば，入院患者の場合は院内で流行し，傷口を示し，周囲の反応によってその行動にも変化が見られる。それまでの密かに行われていた自傷行為から他者の反応に従って行為自体の意味が変わり，不快な感情を和らげる行為から自分の感情を他者

にコミュニケートする行為へと変化するのである．それがゆえに，患者の自傷行為を知ったセラピストの情緒反応は重要になるのである．セラピストの反応も，治療関係や治療経過によって，やや大袈裟に反応したり，冷静に受け止めたり，深入りしなかったり，自傷行為を過剰に警戒しない，などのさまざまな態度を示す．その中でもっとも重要な面接の基本は中立的に聴くことである．

一方，患者の方もセラピストを品定めする．最初は警戒していても，面接を重ねてセラピストが彼らの行為を叱ったり，軽蔑したりしないということが理解されてくると，患者の対人態度に変化が見られるようになり，自ら自傷行為について話しはじめるようになる．

また週に1回会うことになっていても，週に何度も受診するようになって依存的になる患者も現れる．衝動をコントロールできなくなって救いを求めるようになるのである．その多くが最初は，セラピストとの関係のなかで癒されることを求めるのではなく，直接的な対応をセラピストに求めている場合が多い．

しかしそれも徐々にではあるが自傷行為をセラピストと話し合うことで心的世界に変化が見られるようになるので，患者の自傷行為を禁止したりすることなく治療関係を育てるようにすることが求められる．その治療関係とはかつて養育者との間で体験したトラウマの焼直しだけではない．成長に必要な新しい経験を求めてくるので，注意深く，しかも焦らずに待つことが重要である．それはセラピストの中立的態度によってはじめて可能になるのである．

3）validation妥当性の確認

患者の行為を批判しないで中立的に聴くことを心がけるとは，患者の行動を妥当性のあるものとして受け入れることから始まる．患者の感情に注意し，理解したことを言語的および非言語的に伝えることから始まる．特に，患者が自分の感情を表現したいのに言葉が見つからないときに，セラピストが間一髪代わりに表現してやることは，患者は自分が理解されたという一体感を感じることが多い．打てば響くような面接のことである．患者が叩いた程度に応じてセラピストは響くのである．セラピストにわかってもらっているという安心感の中で患者は自由に自分を語り，セラピストは理解したことを伝える作業を続けていくことになる．その過程で，精神分析的には転移感情が治療の場を支配するようになる．その際，患者がかつて成長に必要な体験をできなかったという

発達促進的な理解と解釈が有効である。また，強い感情転移を向けている場合は，転移現象として扱うより今始めてセラピストとの間で体験していることとして対応することが重要になってくる。過去と関連して解釈すると患者はセラピストに正面から向かい合ってもらえていないと感じ，退行現象を誘発しかねないからである。全体を通して，わかりやすい言葉を用いて，時にはメモ用紙などを使って医学的なことや患者に起きていることを説明するのは基本的なことである。

4）なぜと聞かない：セラピストの内省と共感

面接の中で患者に「なぜ，切ったの」と質問しないことは治療のポイントである。精神分析的に「なぜ，切ったの」という質問は洞察を求め患者の思考に広がりを持たせ，かつ患者はセラピストに共感され一体感を体験できるやり方である。しかしそれは精神科医でなくても周囲の誰もが疑問に思い尋ねる質問の一つである。いわば素人となんら変わらないやり方なのである。質問するなら，「どのような状況で行為に及んだか説明できますか」と訊ねるとよい。「なぜ」と詰問調にならないことである。セラピストの方も治療がうまくいっていないという自己愛的傷つきを体験するのでついつい詰問調になってしまうのは仕方がない面も確かにあるのだが，専門家は自分の感情をコントロールすることに長けていなければならない。

というのは，質問することによって患者の無意識的な罠に嵌ってしまうからである。自傷患者は自分の心の中に厳しい残酷でサディスティックなもう一人の自分（超自我）がいる。自傷行為をしたことで超自我の責めに遭い「なんて自分は駄目な人間だろう」と打ちひしがれているものである。そのような心理状態に置かれている患者に「なぜ，切ったの」という問いは超自我の声に聞こえ，セラピストを超自我にダブらせ，いよいよ治療関係は叱る・叱られる関係を強めてしまうのである。

また，淡々と状況を話しているうちに傷つけたことを得意になる者もいて，セラピストとの関係はより複雑になる場合がある。中にはセラピストから「当時の状況を憶えていますか」，「痛みは感じましたか」，などと聞かれていくうちに医源性の疾病利得抵抗を強化することだって起きうる。扱いは非常にデリケートである。

「なぜ，切ったの」というセラピストの頭に浮かぶフレーズは，実は，自分を叱る冷酷な超自我をセラピストに投影した結果のときもある。だから筆者は，自傷患者との面接の中でそのフレーズが浮かんだときには，患者との関係性に注意を払うようにしている。そして「なぜ，彼女は切ったのか」と自問自答するようにしている。前回の面接の影響がなかったか，薬の処方が上手くいかなかったか，家庭や学校で何かがあったのか，思いを巡らしているうちに患者からポツリポツリと語られ始めるものなのである。ここでもセラピストは待つことが重要で，バリント（Balint, M.）の「どのように待つか（how to wait）」という態度が望まれる。

　また自傷患者に「自傷の理由」や「過去について」問うことは安易にしない方がよい。というのは，患者は質問されることで「やっぱり私は駄目な患者」とセラピストに烙印を押される感じを抱きやすいからである。自傷をしたときの状況を想起し，再び不安に襲われ，その結果トラウマを強化することさえある。ある女性患者は医師に傷つけた手首を見せたときに「なぜ切るの」と聞かれ，「咎められた」と当惑し，罪悪感を強く感じたという。彼女は手を見せた時に意識的には「自分がコントロール不能に陥っている」ことを伝えたかったのであるが，医師の方は「なぜ切ったの」と咎めるような対応をしてしまったのである。

　グルンバウム（Grunbaum, A., 1967）が指摘するように，自傷を行う前にはいろいろな不快な感情（淋しさ，不安，腹立ち，性的緊張）が混じっているために，漠然としていて，なぜ切るのかを言葉でうまく説明できないものなのである。そのため，「なぜ」という質問は患者を当惑させ，答えきれないことで患者の罪悪感を強めることになる可能性は高い。

　治療に入ってからの自傷の場合，自傷の無意識的な意味は医師といった権威者への攻撃である場合がある。患者はセラピストに「傷を見せる」ことでセラピストの怒りを誘う。このセラピストと患者の関係を投影同一化の観点から振り返ってみることは有意義である。患者の無意識的攻撃性にセラピストが同一化し，患者を叱り，患者は意識的自己懲罰欲求を満足させる，といった治療の泥沼化が生じる危険性がある。セラピストが患者に「なぜ切ったの？」と感情的になっている自分に気づいたときは患者の怒りを扱うチャンスではあるが，そ

れには患者がセラピストとの関係を探索する自我の強さがないと扱いは失敗する。たとえば，セラピストが「私に対する抗議の意味でもあるのでしょうか？」と直面化させると，自我機能が精神病水準にある患者は「先生は私が先生を責めていると思っている」，「先生を責めたので私は罰を受けないといけない」と感じて自傷を繰り返すことだってありうる。それよりも，乾いた血が付着している皮膚の裂け目を目にしたとき，精神科医は何もできないという現実を受け入れるほうがよい。場合によって外科医に紹介することもあるが，看護師に手伝ってもらって消毒するくらいは実際にできることである。感情的に反応して「二度としないように」と言い渡すのは余計に悪い。

5）過去の扱い方

自傷行為が幼児期の虐待の既往と深く関連しているという報告は多い。コルクら（van der Kolk, B.A.et al., 1991）は，自傷患者の70～90％に幼児期のさまざまなトラウマが存在したと報告している。この中で，自殺企図は幼児期の虐待をはじめとするトラウマと，自傷行為は養育的無視と深い疫学的関係を持つことを見出した。第2章で示したように，筆者の経験では確認されただけでも両親の離婚や別居が23例（24.5％），幼少期の虐待が20例（21.3％）ある。彼らの生立ちは不幸である。まだ統計はとっていないが，2005年以降，トラウマと解離性障害と自傷行為の患者が確かに増加している。

アメリカでは1980年代からPTSDとの関連で虐待に関する研究が数多く報告された。そしてBPDの幼少期の性的虐待率の高さはショッキングなものだった。しかし多くの研究は患者の過去を掘り出すだけで彼らの対処についてまでは論及しなかった。洞察を志向する精神療法の場合，現実の困難を解決するために過去にさかのぼって過去を正直に想起することが基本になる。しかし虐待の体験を持つ患者の場合，過去を思い出すという分析的作業はトラウマの再現になりかねないので，「過去を問う」ことには慎重であらねばならない。そのために力動的な知識と技術を持ち合わせた支持的精神療法で患者の現実適応を強化する方法の方が推奨される。

【症例2】性的外傷を持つ自傷患者

女子高校生がリストカットと抑うつで受診してきた。両親は彼女が幼いころに離婚

した。彼女は母親のことを「あの人」と呼んだ。別の日に母親が彼女の同意を得て受診してきた。母親の話によると彼女は2歳半のときに近所で性的いたずらを受けた。そのとき彼女は母親に「何も聞かないで」と言った後は，明るく元気に振る舞っていたという。しかし小学4年のときに再び性的いたずらに遭った。それから彼女は変わり始め，友達も少なくなり，部屋にこもることが多くなって，中学2年では口数も少なくなり抑うつ状態になった。この変化には母親も気づいてはいたが，受験のストレスによるものと考えそれ以上の介入は控えた。

　彼女は希望の高校に入学したけれどすぐに退学し精神科に通い始めた。1年後に当院を受診してきたのだが，このような患者を精神科治療のなかで救えるだろうか主治医は悩んだ。主治医は治療関係が確立するまでは過去に触れない方針でハロペリドール0.75mgを投与し，面接は現実問題の支持を中心に心がけた。再び通い始めた高校における級友との関係，母親をどうしても信頼できないこと，そのために一人ぼっちであること，などを語りながら治療は進んだ。彼女の口から幼いころの性的いたずらのことは語られることはなかったが，高校での適応は改善された。

6）ハードなリミット・セッティング

①筆者がリミット・セッティングに消極的な理由

　精神症状よりも行動優位のBPD患者にリミット・セッティングを推奨するのはマスターソン（Masterson, J.F., 1972）である。マスターソン以前は，習慣的に，外来患者に限界を設定し始める以前に「関係を確立」することが求められていたが，彼はできるだけ早い時期に限界を設定することが治療同盟確立の無二の手段である，と強調する。

　筆者は行動化を起こさないような治療的環境作りを主に心がけ，リミット・セッティングを行わないようにしている。そもそも衝動コントロールが拙劣な患者にリミット・セッティングを行うことはできない相談を患者に押し付けるようなもので，守れないからといって患者にペナルティを与える気分にもなれない。自分の治療の拙さを患者のせいにしてサド・マゾヒスティックな関係を強化するだけである。というのは，セラピストが患者を保護するためと考えても患者の方ではペナルティと受け取る可能性が高いからである。自傷患者は幼児期の虐待や養育者との安定した関係をもてなかったために強固な否定的自己

像と罪悪感をもっているので，セラピストの約束を守れなかったときにペナルティと受け取ってしまうのである。それでは患者に挫折感を味わせ，羨望を強めてしまうことになる。リミット・セッティングよりも自我支持的な環境つくりを行うようにして，上述したように，彼らの行動化を治療側の失敗として扱うようにしている。つまり，行動化を治療側のホールディング機能に原因を求め治療セッティングに工夫をしていくのである。それでも行動化が見られるときに入院治療を勧めるようにしている。

　また，メニンガー（Menninger, K.A., 1938）が指摘するように，自傷行為には自己への攻撃でもあり自己を守るという矛盾があるので，行動を制限することが彼らの自己を癒す方法を奪ってしまいかねない。であるから，問題は自傷行為そのものに焦点を当てるのではなく，そうせざるを得ない心理的矛盾をホールディングする環境の設定が重要になるのである。あるいは，自傷行為にリミット・セッティングをするのであれば，自傷にとって代わる方法を提供するか，さもなければ薬物治療で彼らが耐える程度までにアンヘドニアを軽減する必要がある。あるいはリネハン（1993）らによる弁証法的行動療法のように自傷行為を受容する一方で積極的に行動化を防ぐ方法を編み出さねばならない。

　しかも，入院患者と違って外来患者は限界を設定するのに環境側（入院施設）の利点を利用できないハンディキャップがあるので，実際に行おうとすると種々の問題が持ち上がる。たとえば，リミット・セッティング採用の基準はセラピストの治療姿勢（自傷患者を積極的に受け入れる懐の深さ），セラピストの技術的問題，セラピストを支える環境の問題（相談できるスタッフや入院施設をもっているかどうかなど）によっても変わってくる。それだけにセラピストの逆転移の問題に左右されるのを免れない。セラピストに患者との手続きを根気よく丹念に取り交わす余裕がなくなり，患者の方が治療を拒否することさえ生じるのである。つまり患者の理解よりリミット・セッティングに気を奪われ，今・ここでの患者の心理を放置してしまうとか，あるいはリミット・セッティングをすることで患者と感情的になるのを避けるがあまりに診断の査定を正しくできないといったことが起きやすいのである。さらに，リミット・セッティングがセラピストの不安に由来することだってあるのである。こうなると患者からの信頼は得られない。

②リミット・セッティングは芸術である

筆者がリミット・セッティングをしないようにと強調しても、リミット・セッティングの世間の評価は高く、ある臨床医学雑誌の編集後記にも、「適切なリミット・セッティング」を推奨し、開業医の不勉強を嘆いているのを読んだ。筆者がリミット・セッティングを行わない最大の理由は、セラピストの安心のために行って、患者を不安のまま放り出す危険性があるからである。

実は、このリミット・セッティングはなかなか高度な技法（芸術）で熟練した者でないと難しい技法であることは知られていない。初心者にはリミット・セッティングを勧めないほうがよいと筆者は強調したい。なぜなら、「リストカットしないように」と厳しく注意すると、セラピストに失望して来院を拒否する結果に終わるからである。また、傷口の酷さに圧倒されて「リストカットをしたら入院治療に切り替えます」と宣言すると、患者は見捨てられ不安を引き起こし急性退行することだってある。リミット・セッティングを行うには、まずセラピストの不安を克服する必要があり、その上で、患者が「切らないように」と言われて、それを遂行する自我機能を持ち合わせているかを診断しなければならない。参考までに述べると、筆者はバウムテストを診断の補助に使っている（例：むき出しの枝は衝動コントロール不良の証し。第３章を参照）。見捨てられ抑うつを言語化するためのマスターソンのリミット・セッティングが、いつの間にか、自傷行為を防ぐ技法に変化してしまっていることも併せて押さえておかねばならない。

また、リミット・セッティングをした後の自傷行為の扱いが難しい。そこには約束を果たせなかった患者が悪いという構図がすでにでき上がっている。この治療関係は患者の「私が悪い」という思考を強化するだけである。うな垂れる患者に「いやいやあなたを責めているのではない」と否定しても、もはや現実のセラピスト患者関係を修正するほどの力はない。治療中の自傷行為を不愉快に思う精神科医は多いと想像される。リミット・セッティングをしていないにもかかわらず、患者は「先生から叱られてもう来るなと言われそうだ」と不安になるものである。好むと好まざるとにかかわらず、そうしたセラピスト患者関係が自傷患者の治療では展開しやすい。

このように、リミット・セッティングにはセラピスト自身の性格や転移状況

にまで気を配る高度な技術を要する。それとは違って,リミット・セッティングをしないやり方はセラピストの方が自由に介入できるという利点がある。たとえば,「薬が役に立たなかったようですね」と環境側の失敗という視点を持ち込むこともできるし,2人で防止策を相談し合う可能性も広がってくる。このような柔軟な治療セッティングの方が,徐々に患者は自分の思ったことや感じたことを治療の中で語るようになる。そしてそれは転移状況の再現に違いないのではあるが,転移の「劇化」という視点を持って転移現象を扱うとドラマティックな治療展開になる。患者は治療の中で内的世界を劇的に表出させることによって,つまり内的なものを転移の形で生々しく表現させることによって患者を不安に陥れている幻想(たとえば「私は悪い子」空想,「見捨てられ」空想)をセラピストとともに体験し,危険なものでなくなるのである。その際,想像を絶する破滅不安が劇化されると患者は自傷行為に走らなくなる。

リミット・セッティングはこのようなセラピストの自由な介入を制限し,治療の可能性を損なう危険性があるので,筆者はやらないようにしている。

③「死にたい」と訴える患者の対応

当院にはボーダーライン患者が週に50名近く受診してくる。彼らの中には,自傷行為や自己破壊的な行動化とともに「死神」に取り憑かれているとしか表現しようのない患者が少なくない。であるから,ボーダーライン患者の治療では生命の安全が最優先事項になる。長期フォローアップの研究でもボーダーライン患者の自殺率は8〜10%と高い数値を示している。統合失調症で10%,重症うつ病で15%と言うから,ボーダーラインの自殺率も決して低くない。ボーダーライン患者に限らず「死にたい」と訴える患者の対応は,医療機関に勤める者は,「死なない」ことを約束させ,死にたいと思う気持ちを「言葉にする」ように勧めるのが標準的である。

しかし筆者は,そのようなやり方で患者が自殺を思いとどまるとは思わない。そのときは思い留まっても,1年後,数年後,一生にわたって自殺をしないかどうかは自信がない。自殺を思い留まるには主治医との間でよい関係が築かれないといけない。患者を理解・共感し,そして患者も主治医に信頼を寄せ,「自殺をしないように」という約束に頷くことはよい結果をもたらすであろう。

しかしボーダーライン患者は対人関係が不安定で,カオスのような内面世界

を防衛するために他者を支配し操作しようとする。それを妥当なものとして受け入れ，患者とのあいだで約束を取り付けるためには長い時間がかかるものなのである。あわよくうまくいったとしても，筆者の中では一抹の不安が起きてくる。患者が約束をしてくれたときにホッとするのは筆者であって患者ではないという事実である。「死のう」と思い至ったもともとの不安や悩みは患者の中でどのように処理されたのだろうか。筆者は約束を取り付けてホッとして診察を終わることができるが，1人になった患者は，また1人でその苦悩を抱えていかなければならない。それよりも筆者は，約束はあえて取り付けないで，「また来週，会いましょう」と患者の不安を抱えながら患者を見送る方を選ぶようにしている。

　「死にたい」と訴える患者に筆者は「死なないように」と約束は取りつけないのである。うつ病の患者でもそうしている。ただ，自殺の危険性を感じたときは，信頼できる病院に入院を勧め，その一部は実際に入院治療に切り替えるようにしている。このような私の行動は患者の「死にたい」に対して「死なないように」という私の能動的なメッセージでもある。また，「死にたい」という思いがどのような心理過程を辿って現れたかを一緒に考え，自殺願望に患者を突き動かしているものが見つかったときには，それに対する対応，たとえば家族と会うなどの環境調整，抑うつ感情に対する抗うつ剤や自己愛的な傷つきによる怒りを制御するための抗精神病薬の処方といった行動をとるようにしている。なぜ筆者が「自殺」を止めないのか。それは，約束を取りつけることが，ともすれば筆者の不安をかき消すやり方でもあるからである。

　私たち人間の心はそう簡単に操れるものではない。「死なないように」と伝えても，支配できるものでもない。筆者が町医者としてできることは病気の理解を深め，治療の選択を患者と一緒に考え，長い治療過程をともにすることくらいである。また，生命の安全を強調するあまり，「自殺をしないように」という約束を取り付けることに心を奪われると，たとえば「治療契約を結べないと治療が行えない」と決断を性急に迫ると，患者とのあいだで支配を巡る関係を作り出しかねないではないか。このような状況は主治医の不安から生じる問題解決である場合が多く，主治医の不安の軽減のために「自殺を行えば即入院」などといった短絡的な治療契約を押し付けてしまいがちになる。そうならないよ

うに患者の意思を尊重するのが筆者のやり方なのである。

7）転移・逆転移状況

　パーソナリティ障害の患者の面接は「心を空っぽにして」というのが基本スタイルである。患者に対する逆転移感情によってセラピストの連想が歪められる危険性があるので一度捨ててしまうのである。心を無にして耳を傾けていると，捨てたはずの患者に対する理解が装いを新たに甦ってくる瞬間があり，いかに自分の逆転移感情に基づく患者理解が的外れであったかが理解され共感を高めてくれる。患者のことを知れば知るほどセラピストの連想は縛られる。思考が膠着すると患者は転移逆転移状況から脱け出せなくなる。

　自傷患者の治療が進んでくると，自分のとった行動を叱って欲しいと願う一方で，そのようなセラピストの対応に反発しようと身構えている者も現れる。また，自分の衝動を抑えることができなかったと自信を失っている者もいる。何も語らずにただ傷つけた腕を差し出す者，「自分でどうしようもなかった」ということを理解して欲しいと思っている者，いろいろいる。他方でセラピストの方も，患者に怒りや反発を抱いたり，自傷という行動でしかコミュニケートできない患者を可哀想に思ったり，「行動化しないで言葉でちゃんと話して」と焦ったり，傷の深さに肝をつぶしたり，さまざまな状況がセラピストとのあいだで展開する。

　この患者とセラピストの関係性が心理療法で重要になる。どのような関係性が生まれようとしているかを知るために，筆者は自分の中に起きているさまざまな感情や考えを一度捨ててみるようにしている。それまで理解した患者の生立ちや力動までも一度忘れて，初診時のような心の状態にするのである。たとえどんなに経験を積んでも，逆転移感情に影響を受けるものである。筆者の経験ではその患者理解はたいてい筆者の勝手な思い込みであることが多かった。それはあなたの問題と言われるとぐうの音も出ないのだが。そうした反省から，2人の関係性が明らかになるまで言語的介入を控え，患者が面接をどのように活用するかに注目しながら，じっとそばに居続けるようにした。

　この治療態度は行動化の激しいボーダーラインの治療にこそ生きてくる。セラピストは患者から行動化，たとえば大量に薬や酒を飲んだ，親に暴力を振るった，学校を休んでしまった，などの話を聞くと，行動化を抑えこむ，説得する，

そうならないようにアドヴァイスする，などして患者の気持ちを抑圧しがちである。そうしたい気持ちに打ち克って，面接では彼らが治療外に垂れ流された感情を表現できるか，少なくとも患者が面接をどのように活かすかに注意を向けて面接を進める方がずっと治療的である。それを心がけていると患者の方から話題が提供されて，その話にセラピストの方もあれこれ考えずに，打てば響くような面接が可能になるのである。ウィニコットが遊ぶこと（playing）を創造的過程として位置づけたように，本当の自分は遊ぶことによって現実性を失うことなく，しかも空想も生きいきと再現されるのである。

【症例3】激しいリストカットの女子大生

　彼女は面接では視線を合わせず陰鬱な表情をしていた。その抑制する姿からかえって彼女の気性の激しさをセラピストは感じ取った。セラピストは彼女を刺激して怒りを買わないように細心の注意を払って面接を進めた。彼女が傷つくとその怒りが彼女の手首に向けられることを恐れたのである。

　彼女は2週に1度の通院を続けた。しかしこのような面接では行動化は少なくはなるが彼女の状態は改善されることはなかった。セラピストは一度自分のとっている治療態度を転移・逆転移の文脈で見直した。防衛的になっているセラピストの態度は彼女の激しさに反応したものではあるが，現実には彼女にそうさせられているようなプレッシャーを感じ取っていた。セラピストの感じているプレッシャーこそが彼女の抑圧されている攻撃性であるという投影同一化のメカニズムを扱うよりも，セラピストはそうした理解を振り払って初診時のつもりで面接に臨んだ。すると彼女は，面接を受けたあとはいつも緊張から疲れると口にした。そのときセラピストは「あなたがそうならないように考える余り私も不自由になっていました」と伝えた。それから彼女はぽちぽちと過去を語るようになったのである。

Ⅲ　関係性を育てる心理療法の技法

　第2章で明らかにした臨床像をもとに自傷患者の特長をまとめると以下のようになるだろう。自傷患者の生立ちを見ると，彼らの多くが，macro abuse と micro abuse を経験し，「自分は悪い子」といった思考パターンがパーソナリ

ティ化し，しかも思春期に入って集団適応の失敗を繰り返し，健康な自己愛が育っていない。そのために対人関係や自分の能力に関する領域で傷つきやすく，自分を誇れることがなく，駄目な悪い自分を手首に投影し傷つけるという力動（手首の人格化）が働いている。そして，18 歳以降 BPD を中心とするパーソナリティ障害と診断されることが多い。

　自傷を行う理由はさまざまであるが，現実生活における親しい人から拒絶され居場所を失ったときの怒りと続いて生じる離人感（「こころが何も感じない」）を経験したまさにその瞬間に自傷を行う場合が多い。心の痛みに打ち克つために体に痛みを与える，自分を「悪い」存在と考え罰を与える，感情をコントロールする，周囲を支配したい，感情の麻痺に打ち克つ，ための行為である。アンヘドニアという特殊な抑うつ感情のために何をやっても面白くなく，自傷を繰り返し，行為自体が習慣化する者も中にはいる。

　心理療法で押さえておくべきことは，患者が自傷行為を止めようと思わない限り止めさせることはできないということである。そのために，説得などの接近は役に立たないばかりか中断を招く。セラピストとの生き生きした感情交流の中で上記のアンヘドニアや現実生活における自己愛の傷つきと怒りが修正されることが望まれるが，彼らはこの感情を表出させることが苦手なので，言葉による感情交流よりも行動化によるコミュニケーションが多い。そのために解離あるいは分裂された感情を治療の場で扱うことが求められるが，限界設定をセラピストの不安や無力感から行うと，約束を守る・守らないといった支配状況に陥り，中には「約束を守れない私が悪い」といったサド・マゾキスティックな転移状況に陥り，失敗に終わることが多いので注意を要する。それよりも筆者は，限界設定よりも，現実生活から治療セッティングまでの「抱える環境」を重視し，セラピーの中で「遊ぶこと」を心がけている。

1．解釈か劇化か

　最初に述べたように，解釈は基本的には患者の心理を推測する「当てっこ」の側面が強調されているので，初心者ほど万能的志向に陥りやすい。そして「解釈が入った，入らなかった」と，患者とセラピストの関係性には一向に眼が向かずに一喜一憂する。たとえば，患者の心を「当てっこ」するのを待って，2

人の間にどのような関係性が働いているのかをモニタリングするのである。そして2人の間に起きている現象を，たとえば「自傷の跡を見て深刻な状況に追い込まれたということがわかりました」と伝えると，その後の治療展開が実り豊かなものになる。

　パーソナリティ障害の患者にとって解釈によって患者のパーソナリティに変化が起きるのはその後の関係性に変化が生まれるからである。解釈は絶対的なものではなくて治療を推進するスクリューの役割がもっと強調されてよいのではないかと思う。

【症例4】小学5年生で発症したボーダーラインチャイルド
　第3章で呈示したケースはそれを物語っている。彼女が立ち直るきっかけになった一人暮らしとバイト生活は筆者の解釈で導かれたものではなく，「母親を何とかしてください」という彼女の嘆願に何もできない筆者に対する返事として彼女は「私が変るしかない」と決意したのである。彼女と母親とセラピストである筆者の関係は，数年間も続く「混乱から救い出す万能的な母親とセラピスト」から一気に「母親を変えて」「私が変らねば」へと進展した。筆者の解釈は言葉ではなく「何もできない」ということを態度で示しただけだった。つまり，「母親を変えるのではなく自分が変わる」という意図を彼女は取り入れたのである。このような治療経過を筆者は「劇化」と呼ぶ。

2．フェレンツィの「劇化」

　劇化の最初の人はブタペストの分析家フェレンツィ（Ferenczi, S.）である。彼は分析があまり治療効果を上げないことに悩み，1927年に積極技法とはまったく反対の弛緩技法を編み出した。神経症患者は子ども時代に一度も抱擁されたり愛されたりしなかった人たちという仮説のものとに，①分析において心地よい環境を提供すること，そして分析家が患者に対して過ちを認めることを勧めた。親が常に完全とは限らないのと同じように分析家も間違いはすると考え，親とは違って，分析家が患者に率直に過ちを認めることの現実的関係を重視した。分析家が過ちを認めまいと依怙地になることは分析家の逆転移だと考えたのである。また分析家が自分の過ちをうやむやのうちにやり過ごすのであれば，

患者はどれが転移の歪曲に基づくものか，どれがセラピストと患者の現実の状況に基づいているのかがわからなくなると主張した。

　彼は分析体験が効果を上げるのは，それが患者の過去の生活体験と異なっているという事実に基づくという信念を強調した。つまり，親愛の情を治療の中で抱擁やキッスという形で表現したのである。しかしこれはフロイトに厳しく批判された。実際，愛の欲求が敵意の隠蔽や力の獲得などのための策略であることにフェレンツィは気づいていなかったのである。

　第二のフェレンツィの工夫は「劇化」の導入である。たとえばフェレンツィは，患者が3歳の子どものように，カタコトで喋ったり，玩具をもって遊んだりすることを奨励し，分析家はこの時まるで3歳の子どものように患者を取り扱った。

　フェレンツィの技法は，現代のわれわれから言わせるとセラピストの行動化だが，別の言い方をすると，セラピストが患者の転移にまんまと乗せられた，すなわち転移の相手役をさせられたとも言える。「まんまと乗せられた」いうことは，フェレンツィには転移という視点が欠けていた，あるいは転移抵抗の側面に気づいていなかったということであるが，まんまと乗せられないとフェレンツィの技法も意味を持たなくなるのも事実である。批判はいくらでもできるが，フェレンツィは「馬をも治す」と分析家の間で噂されたのも事実である。

　こうしてフェレンツィは弛緩技法の中で転移状況を知らず知らずのうちに劇化させ，分析家は積極的にエナクメントし，そのまま患者が求めていたものを与えてしまったのは残念なことである。それは患者に直接与えるものではなく気づかせることに分析の治療機序があるからである。しかし，この解釈と洞察がボーダーライン患者にはなかなか難しい。「あなたは母親の愛を求めていたのですね」という解釈は，ボーダーラインの患者には「わかっているのなら早く与えてよ」と不満を引き起こすかあるいは不満を与える悪い母親像を活性化させるし，タイミングが早すぎると羨望を引き起こし，治療は泥沼化する危険がある。ここに，患者が気づく前に転移を経験すること，すなわち遊ぶことの重要性を主張したのがウィニコットである。

3．ウィニコットの劇化
1）『ピグル』の紹介

　ウィニコットは68歳のときに2歳4カ月の女の子ピグルの治療を開始した。その記録の"The Piggle"『ピグル―分析医の治療ノート』の前書きでウィニコット出版委員会が「ウィニコットは転移に気づき，それを受け入れ，それ以上の役割も演じている」と述べているように，ウィニコットはフェレンツィ以上のことを行っている。それはピグルの内的世界を遊びのなかで劇的に表出させることによって，つまり内的なものを転移の形で生々しく表現させることによって，ピグルは彼女を不安に陥れている幻想をウィニコットとともに体験しそれと遊ぶことができるようになるのである。以下に，BPD治療に役立つ「劇化」のワンシーンを述べよう。

　2歳4カ月のピグルは，1歳9カ月のときの妹の誕生日とともにぼんやりしたりふさぎ込んだりするようになる。このぼんやり（本文ではshe becomes easily bored）は，口を開けてしまりのない顔と訳すこともできる（筆者はこのしまりのない顔をBPDの第一級症状だと考えている）。ピグル自身は「想像を絶する不安」あるいは「どこに向けてよいかわからない母親の不在に対する怒り」を体験している。このあと彼女は落ち着かなくなりボーダーライン状態に陥っていく。彼女は母親にアンビバレントになり父親を拒否するようになる。彼女を苦しめているのは黒ママと黒パパが登場する幻想である。黒ママはときどき彼女をトイレに閉じ込める。黒ママは彼女のお腹のなかに住んでいて電話でお腹に話しかけることができる。

　治療では，ウィニコットがピグルの役を演じたり，赤ちゃんウィニコットになるなど，同一性はめまぐるしく変化する。ここで「劇化」の良い例を示すために，15回のセッションのうちの9回目のセッション（この時ピグルは3歳4カ月）を取り上げよう。

　9回目：ピグルは機嫌の悪い黒ママのことを遊びの合間に話す。黒ママとはベッドにまつわる競争者であり汚らわしいということがわかってくる。ピグルが機関車と貨車を連結しようと悪戦苦闘しているときに，ウィニコットは次第に眠気を催す。ピグルは「ウィニコットさん，わたしはそんなに長くここにいられないのよ。だからまた

いつかお会いしましょうね」と言い出す。

　「私はずっと眠気がさしていたので，彼女が私に対して不満を抱いていたことが容易に想像できた。しかし実際には，私の眠気をも含めて，すべての出来事はピグルの大きな不安と関係があり，その不安が確実なコミュニケーションを不可能にしているようだった。不安は，黒ママの夢と確かに関係があった。夢について私がたずねると，『黒ママが死んだ夢を見たの。黒ママはそこにいなかったわ』と彼女は答えた。それが何を象徴するにせよ，私が重要な意味があると確信できることを，この時点で彼女は行った……変化が起こるため，他のすべてのことが抑制されてきたかのようだった。彼女は青色の洗眼ビンを手に持って指しゃぶりの音をさせながらそれを口に入れたり出したりしていた」。ピグルは「誰がママを撃ったの？　テディは鉄砲を持っていたけれど，その鉄砲は壊れていたの。黒ママは，わたしの悪いママなのよ。わたしは黒ママが好きだったの」と言って遊びを続ける。最愛の黒ママの死。これは喪失した母親に向けられた怒りである。

　この9回目のセッションでウィニコットが眠気を催す。それはピグルの前から姿を消すことにもなる。それはよいウィニコットの不在を表している。これが「劇化」である。白ママから黒ママへ，よいウィニコットから悪いウィニコットに変わる瞬間である。それに対してピグルは「長くここにはいられない」と不満を表明する。このピグルとウィニコットの2人を不安にさせ，2人のコミュニケーションを不可能にしたのが，ピグルの黒にまつわる不安だったことが分かる。この不安を2人が経験し，ウィニコットが夢について質問する瞬間が治療の山場なのである。

2）『ピグル』に学ぶ

　『ピグル』の治療から学ぶことは，「劇化」を通してセラピストと患者が転移を経験し，理解されるという体験をもつことの重要性である。15回目の最後のセッションでは，父親のペニスおぼしきものを捻じ曲げるピグルに対して，ウィニコットは「セラピストが振り当てられた役割を受け入れたことの解釈」として悲鳴を上げる。これを通して，ピグルの憎しみは憎しみとして表現され，これに手ごたえが与えられるのである。

　この「劇化」は筆者のBPD治療の中心になっている。患者の不安をセラピ

ストが取り入れ，それを2人で劇化し，不安に圧倒されないで転移を経験するのである。この劇化は患者とセラピストにとってスリリングでプレイフルなものである。

そしてピグルで説明した「しまりのない顔」に対する介入ができるとBPD治療は8割方終了する。BPDの患者を対面法で治療していると，活気がなくしまりのない顔をしている場面にしばしば出くわす。口は軽くあけたまま，視線は遠くを泳いでいる。一瞬会話が途絶え，呼びかけるといつもの表情に戻り，患者は何も考えていないと説明する。その直前にセラピスト不在が起きていることが多い。たとえばセラピスト一人が熱心になりすぎて患者は一人取り残されたりする。このしまりのないboredされた瞬間を劇化すると治療は進展するというのが筆者の見解である。

4．羨望の扱い方

攻撃性の項目で取り上げた「羨望」はBPD治療のキーワードの一つである。セラピストを困らせる患者は依存対象を攻撃するのが特徴である。攻撃するくらい嫌っているのならさっさと立ち去ってくれたら良いのに，立ち去るどころか攻撃の手を緩めない。セラピストは素晴らしい人なのに何も私には与えてくれないと言って攻撃するのである。そして今度は自棄を起こして自分自身まで攻撃する。

このような治療状況はBPDではお馴染みなので，老練なセラピストは羨望に潜む危険性を感じとって「私はたいしたことはできない」と逃げることを勧める。また患者のさまざまな要求に対してセラピストの限界を提示することも以前から勧められている。これらは患者側からすると「その気にさせておいて逃げるとは卑怯なこと」なのである。セラピストがどうあれ患者はセラピストを理想化し万能視するからである。

ここで2人の関係に眼を移して，セラピストも必死に患者の欠乏を満たそうと治療に専念するならセラピストがよいものを与えなくてもそれほど攻撃することはない。逃げるから攻撃するだけの話である。筆者はBPDではこのぎりぎりのところで患者の現実検討識能力が働くと信じている。

そのうちに患者は「先生，どうしたらいいですか」とセラピストの万能視を

言葉にするようになる。脱錯覚化過程が進んでいる証拠である。それは患者が自身の万能感から他者を頼りにするという新たな関係つくりの一歩なので，その芽を摘まないように心がけるようにする。そのアイデアが患者にとってよいものでなくても患者は幻滅することはない。よい考えが浮かばなかったら次のセッションまで待ってほしいと伝えてもよい。この段階ではもはや患者にとってセラピストは「逃げ」とはとらないからである。転移をセラピストとの間で経験することがイキイキと創造的に感じられるのである。

5．「切るな」と言うべきかどうか

　先に紹介した成田らのBPDの個人精神療法のガイドラインでは自傷行為を「いけない」とはっきり伝えることを勧めている。「関係性」を重視する筆者の立場では「いけない」とも「いいです」とも言わない。何も言わずに持ち堪えるのである。

　セラピストが患者の自傷行為を「いけないこと」と悪くとるのは，①道徳的観念として親から貰った体を傷つけるのはよくないと感じているか，②患者はセラピストに叱って欲しいと思っているか，③セラピストが患者の行為に倒錯的な臭いを感じとっているか，④面子を潰されたと感じて怒っているか，いろいろな劇化が生じていると想像される。よって筆者の立場では「いけない」とは言わない。患者とセラピストとの間で「叱る・叱られる」関係が劇化されたときに，それを転移として共に経験することの方が実りある。セラピストが「いけない」と感じたまさにその瞬間にセラピストは身を引くのも一つの方法である。筆者はそれを「鋳型外し」と呼んでいる。患者の「叱る・叱られる」という内的対象関係が治療の場で劇化され，セラピストがその役から降りることで患者に洞察を得る機会をつくるのである。それとは反対に，セラピストが「いけない」と感じないときはセラピストが患者に無関心になっていることを表している。どちらであれ，セラピストは心に起きるさまざまな感情を回避せずに一時それを心に抱えるのである。

6．境界性パーソナリティ障害患者のスプリッティング思考（二者択一）

　本項目はBPD患者に特徴的な思考であり筆者がもっとも技法の変更を強い

られたのがこのスプリッティング思考である。本書で何度も取り上げるのは，それだけ重要だということである。セラピストは患者との間で右といえば左，左といえば右といった具合に埒があかない膠着した不毛の関係に陥ってしまう。そもそもは患者のなかに決して交じり合うことのない矛盾が内在しており，それがセラピストとの間に劇化されたものである。オグデン (Ogden, T., 1986) はそれを弁証法的対話不全と呼び，BPD 患者を治療するセラピストは，象徴と象徴されるものとのあいだの空間を「こじ開ける」試みを果てしなく続け，それによって意味が存在する領域を創造しなければならないと考えた。

1) ウィニコットの場合

BPD 患者はイキイキと生活を送っていない。スプリッティング思考には「遊び」「あいだ」という中間領域が存在していない。ウィニコット (1970) は「創造的に生きるとは，存在していること，イキイキしていること，リアルを感じること」だと言い続けた。すなわち，創造性とは，幼児の経験に属する特有の何ものかを，一生もち続けることである。その何かとは，世界を創造する力，錯覚の世界を経験することだとウィニコットは言う。錯覚の経験がないと脱錯覚はあり得ないし，それは無統合状態においてのみ経験され，そして照らし返されることによってのみ，個人の組織化されたパーソナリティの部分になるのである。いわば，スプリッティング思考は万能感の経験を剥奪された子どもに特徴的な思考なのである。

2) リネハンの場合

リネハン (1993) は「二分法的考え方，すなわち分裂というのは，定立か反定立の一方に固執するものであって，統合にむかうものではない」。よって，BPD 治療は「(BPD 患者には) 固く根ざした相矛盾する立場や願望，観点などの間の対立が存在しているので，まず両極性を認識し，言ってみれば，両方でもありどちらでもないと言う，見かけ上のパラドックス的な現実を理解しつつ，両極性を超えていく能力を育てること」と述べる。温かい受容と共感的反映があるかと思えば，その逆に，無遠慮，非礼，対決的な発言をする。そこでは動きとタイミングが，状況や技術と同じくらい重要だと主張する。

3) スプリッティング思考の扱い方

詳しくは第3，4章でも述べているので，ここで繰り返すのは避けて，どんな

ときにスプリッティング思考が現れるかについて述べよう。

　パーソナリティ障害を持つ患者の話を聞いていると，セラピストをスプリットした内的対象関係の片割れとして参加させるようなダイナミズムを持っている。たとえば，働いている職場の人間関係で困っているという話を聞いていると，セラピストは「このままだとまた（患者は）仕事を止めてしまうのでは」と不安になって，仕事を続かせたいためにも「上司に相談したことはあるの？」と質問したくなる。すると患者は「そんなことはできません。他の人たちに恨まれるだけですから」と答える。「でもそれではあなたはストレスで疲れてしまうよ」とコメントすると，患者は「今の職場は融通が利くし働きやすいので止めたくはありません」と言って，いつの間にか「仕事を止めるか，止めないほうがよいのか」という問答になる。それでセラピストも「我慢するしかないのかね。でもそれだと調子崩すよね」と「我慢するか職場を離れるか」の二者択一的思考に嵌ってイライラし出すのである。

　すべてが万事こんな感じである。スプリッティングに絡まれたセラピストはまるで「蠅取り紙」で身動きでなくなっているかのようである。蠅取り紙を知らない心理士が多いので，「ゴキブリホイホイ」と表現してもよい。筆者は毎日スプリッティング思考に絡みとられてそれからいかに脱出するかに工夫を重ねたのである。

　治療的には患者自身が「ゴキブリホイホイ」に絡まれて，主体性をなくしていることが理解されるとよい。たとえば，「人は信じるべきでしょうか」と患者に問われたら，神経症水準の患者では，その問いについて「なぜ，そしていつから，そう思うようになったのか」と訊ねる。しかし，このような介入はBPD患者をさらに不安にする。BPD患者では「信じたいけど信じると裏切られる」というスプリッティング思考が働いているからである。そのために主治医が「信じるべき」と言うと，患者は「裏切られるのでできない」と反応するし，「信じないほうがよい」と返事をすると，治療自体をも否定することになって患者は不安定になる。どう対応するか。患者のスプリッティング思考が主治医と患者の間に移行した瞬間なので治療的に扱う絶好のチャンスと考え，スプリッティング思考を認識・共有し，困っている現実を明らかにする。あるいはいずれかの一方の考えを担当し，患者の怒りを買う。または，「いい考えがある」と患者

の万能視を受け入れる。あるいは「友だちは必要だけど，その友だちがいない自分」を気づかせるのである。

　筆者が辿り着いたことを端的に述べると「矛盾を抱える」能力を育てることだった。白か黒か，プラスかマイナスか，良いか悪いか，という矛盾に答えを見出そうとするのではなく，「矛盾を心に抱える」能力を身につけることだった。松下幸之助が「利益追求かサービスか」という矛盾を「より良い製品をつくる」とアウヘーベンしたように，「白か黒か」に決着をつけるのではなく，「矛盾は割り切れないものだ」と洞察することこそが心理療法の要だと考えるようになった。そのためには，セラピストはスプリッティング思考に巻き込まれない限り治療は進展しないし，巻き込まれたままだと治療はぶち壊しになる，ということを熟知し，患者の相容れない矛盾（スプリッティング思考）の片割れを担い（劇化），パーソナリティのぶつかり合いを経験（弁証法的関係）する中で，患者は「矛盾は割り切らずに矛盾のままでよいのだ」と洞察（アウフヘーベン）することでパーソナリティの改築を得ることができるのである。

7．自傷行為における「一人二役」

　自傷行為は「切る人」（冷酷で残忍な自分）と「切られる人」（駄目な自分）の一人二役である。この考えはフロイトの『悲哀とメランコリー』（1917）に遡る（詳しくは第4章を参照）。メランコリーの患者の話に耳を傾けていると，患者は「私は悪い」と言っているけど，本当は目の前にいるセラピストを非難している，のだとフロイトは見抜いたのである。

　ビゼーのオペラ『カルメン』で，ドン・ホセは彼を捨てて闘牛士エスカミーリョのもとに走り寄ろうとするカルメンの前に立ちはだかる。そして彼女の腕を捕まえて「大好きなカルメン，お前を助けさせてくれ」と脅す。結局，ホセを振り切ろうとしてカルメンは殺される。ホセの中では「殺す人と助ける人」の一人二役が劇的に演じられている。自傷行為は一人二役だと述べたが，患者の多くは心の中には「切る人」と「切られる人」と「そそのかす人」の3人がいるという。でもセラピストとの関係には「叱る人」「叱られる人」といった具合に「切る人」と「切られる人」の2人が劇化される。

8．行動化を「叱る」ことの是非を巡って

　BPD 患者の行動化を「叱る」方がよいのかどうかについて述べよう。精神療法家や心理療法家にアンケート調査すると，おそらく意見が2つに分かれると思う。かなり年配の方は叱ることの効用を捨てがたいと考えていると推測する。若い人たちはまず「叱る」ことはしないだろう。それは柔らかくなったからではなく育った文化の違いなのである。セラピストのプライベートな問題ともかかわってくるかもしれない。

　おそらく「自傷行為は止めなさい」と叱る立場と筆者のように叱らずに自傷行為の裏にある自己愛の傷つきに注目する立場が両極にあると想像される。叱るという立場の人は，セラピストと患者という上下関係の中で"愛"を与えていると考える。現実の親子関係が"愛"で成立している患者の場合だとセラピストの"愛"を感じることができるが，幼少の頃から虐待をうけている患者の場合だと外傷の再現になる。

　10年以上前の症例になるが，皮膚を鋏で切り取る患者に「馬鹿なことはしなさんな」と叱りつけて自傷行為を止めさせたことがある。もちろん患者は筆者に叱られて「嬉しかった」という。ところが困ったことに，それ以降の主治医の役割は現実生活を支えるといった直接的なもの，すなわち上位の主治医が下位の患者の生活の面倒を見ていくという関係になって，患者のパーソナリティの歪みを修正するような治療的介入ができなくなったのである。結局，数年後，現実生活が破綻した時に再び自傷行為が繰り返されることになった。あのとき，叱らずに現実生活の破綻を患者とともに乗り越えるという対等な関係を持ち続けていたなら，患者の適応能力を育てる治療経過になっていたかもしれないと反省している。

おわりに

　本章では精神療法家や心理療法家のために自傷行為の扱い方について述べてきた。筆者は30年間精神分析を学んできたが，それはパーソナリティ障害や自傷患者によって大きくつくりかえられてきた。それはもはや精神分析とは言えるものではなくなって，患者とセラピストとの関係性に焦点を置いた「関係性

を育てる」心理療法へと変わった．精神分析ではなくなったが，もともと日本の文化は「輸入したものをつくりかえる」のが特徴だし，筆者もBPD患者や自傷患者に合わせて作りかえたものなので臨床的にはまったく意味がないものだとは思わない．もっとも苦心したのが彼らのスプリッティング思考と自傷行為などの行動化を臨床的にどのように扱うかについてである．

そして辿り着いたのが「矛盾を抱える」能力を育てることだった．セラピストはスプリッティング思考に巻き込まれない限り治療は進展しないし，巻き込まれたままだと治療はぶち壊しになる．セラピストは患者の相容れない矛盾（スプリッティング思考）の片割れを担い（劇化），パーソナリティのぶつかり合いを経験（弁証法的関係）する中で，患者は「矛盾は割り切らずに矛盾のままでよいのだ」と洞察（アウフヘーベン）することでパーソナリティの改築を得ることができると述べた．

参考文献

芥川龍之介：神々の微笑．芥川龍之介全集第5巻．岩波書店，1922．
Balint, M.：The Basic Fault.（中井久夫訳：治療論からみた退行—基底欠損の精神分析．金剛出版，1968）
Berlin, H.A. & Rolls, T.R.: Time perception, impulsivity, emotionality, and personality in self-harming borderline personality disorder patients. Journal of Personality Disorder 15(4)；358-375, 2004.
土居健郎：精神分析研究 48巻 50周年記念特集増刊号．2005．
Ferenczi, S.：（森茂起・大塚紳一郎・長野真奈訳：精神分析への最後の貢献．岩崎学術出版社，2007）
福島章：犯罪精神医学入門 人はなぜ人を殺すのか．中公新書，2005．
Freud, S.：（井村恒郎訳：悲哀とメランコリー．フロイト著作集6．人文書院，1970）
Fromm, E.：（作田啓一・佐野哲郎訳：破壊 人間性の解剖．紀伊國屋書店，1973）
Greenberg, J.R. & Mitchel, S.A.：（横井公一監訳 大阪精神分析研究会訳：精神分析理論の展開〈欲動〉から〈関係〉へ．ミネルヴァ書房，2001）
Gunderson, J.G.: Borderline Personality Disorder. A Clinical Guide. American Psychiatric Publishing, Inc., 2001.（黒田章史訳：境界性パーソナリティ障害—クリニカル・ガイド．金剛出版，2006）
川谷大治：福岡大学病院における境界例診断の治療について．精神神経学会雑誌92(11)；830-837, 1990．
川谷大治：境界人格障害の男女差．精神科治療学15(10)；1003-1010, 2000．
川谷大治：精神科臨床におけるウィニコットの活用．妙木浩之（編）：現代のエスプリ別冊 ウィニコットの世界．至文堂，2003．
川谷大治：第100回日本精神神経学会総会シンポジウム，ケース・マネージメント，精神神

経学雑誌106(10);1260-1265, 2004.
川谷大治:クリニック診療における自傷行為.精神療法31(3);265-271, 2005.
川谷大治:外来治療におけるパーソナリティ障害の治療.こころの臨床アラカルト25(4);547-553, 2006.
川谷大治:契約.北山修(監修)妙木浩之(編):日常臨床語辞典.誠信書房, 2006.
川谷大治:小児の治療指針リストカット.小児科診療69Suppl; 915-917, 2006.
川谷大治:リストカット(自傷行為).児童心理臨時増刊号No.846;137-141, 2006.
川谷大治:シンポジウム20「境界性パーソナリティ障害治療のガイドライン作成をめぐって『境界性パーソナリティ障害の外来治療』」.精神神経学雑誌109(6);566-571, 2007.
川谷大治:境界性パーソナリティ障害患者の主観的苦悩と社会適応の治療的援助:厚生労働省精神・神経疾患研究委託費研究合同シンポジウム『精神疾患に寛解はあるのか,寛解とは何か』. 2007.
川谷大治:「叱る」から「対峙」.こころの科学特別企画「臨床現場に学ぶ叱り方」;pp.88-96, 2008.
川谷大治:境界性パーソナリティ障害の外来治療―クリニックにおける境界患者の治療の現状と問題点.牛島定信(編):境界性パーソナリティ障害〈日本版治療ガイドライン〉.金剛出版, 2008.
川谷大治:自傷・外傷・解離.臨床心理学8(4);489-496, 2008.
川谷大治:道徳の衣を着たマゾヒズム『マゾヒズムの経済的問題』.西園昌久(監修)北山修(編集代表):現代フロイト読本2.みすず書房, 2008.
川谷大治:解離と自傷.精神療法35(2);168-174, 2009.
木村宏之・神谷栄治・成田善弘:境界性パーソナリティ障害の個人精神療法.牛島定信(編):境界性パーソナリティ障害〈日本版治療ガイドライン〉.金剛出版, 2008.
Linehan, M.M.: Cognitive-Behavioral Treatment of Borderline Personality Disorder. New York, Guilford Press, 1993.(大野裕監訳:境界性パーソナリティ障害の弁証法的行動療法―DBTによるBPDの治療.誠信書房, 2007)
前田重治:自由連想覚書.岩崎学術出版社, 1984.
Masterson, J.F.: Treatment of The Borderline Adolescent : A developmental approach. New York, Wiley, 1972.(成田善弘・笠原嘉訳:青年期境界例の治療.金剛出版, 1979)
Menninger, K.A.: Man Against Himself. New York, Harcourt Brace, 1938.(草野栄三郎訳:おのれに背くもの上・下.日本教文社, 1962)
成田善弘(編):境界性パーソナリティ障害の精神療法.金剛出版, 2006.
Ogden, T.: The Matrix of The Mind, Object Relations and The Psychoanalytic Dialogue. Jason Aronson Inc.(狩野力八郎監訳 藤山直樹訳:心のマトリックス.岩崎学術出版社, 1996)
大野晋・丸谷才一:光る源氏の物語下.中公文庫, 1994.
大野裕:弁証法的行動療法(Dialectical Behavior Therapy).現代のエスプリ443 自傷―リストカットを中心に.至文堂, 2004.
小此木啓吾:日本的精神分析の開拓者古沢平作先生.精神分析研究15(6);1970.
小此木啓吾:現代精神分析の基礎理論.弘文堂, 1985.
Solms, M. & Turnbull, O.:(平尾和之訳:脳と心的世界.星和書店, 2002)
Stone, M.H.:ボーダーラインの怒り:治療可能性の境界:フォローアップのデータと治療の可能性について(大野裕訳).精神神経学雑誌92(11);81-93, 1990.
Taketomo, Y.: An American-Japanese transcultural psychoanalysis and the issue of teacher

transference. Journal of the American Psychoanalytic Association 17(3) ; 427-450, 1989.
Tarnopolsky, A.: Borderline personality and psychological trauma. 日本精神分析学会第48回大会, 2002.
Thompson, C.：（懸田克躬訳：精神分析の発達. 角川新書, 1951)
牛島定信：思春期女子の暴力的解決—手首自傷症候群. 教育と医学07(7), 1979.
牛島定信：境界例の臨床. 金剛出版, 1991.
牛島定信：リストカットの理解と扱い方. 現代のエスプリ443　自傷—リストカットを中心に. 至文堂, 2004.
van der Kolk, B.A., Mcfarlane, A.C. & Weisaeth, L.: Traumayic Stress : The Effects of Overwhelming Experience on Mind, Body, and Society. New York, The Guilford Press, 1996.（西澤哲訳：トラウマティック・ストレス—PTSDおよびトラウマ反応の臨床と研究のすべて. 誠信書房, 2001)
Winicott, D.W.: Maturational Process and Fascilitating Environment. London, Hogarth Press, 1965.（牛島定信訳：情緒発達の精神分析. 岩崎学術出版社, 1977)
Winicott, D.W.: Playing and Reality. London, Tavistock, 1971.（橋本雅雄訳：遊ぶことと現実. 岩崎学術出版社, 1979)
Winicott, D.W.：（猪俣丈二・前田陽子訳：ピグル—分析医の治療ノート. 星和書店, 1977)

本章は以下の論文や研究会で発表した内容を加筆修正したものである.
川谷大治：外来治療におけるパーソナリティ障害の治療. こころの臨床アラカルト25(4)；547-553, 2006.
川谷大治：道徳の衣を着たマゾヒズム『マゾヒズムの経済的問題』. 西園昌久（監修）北山修（編集代表）：現代フロイト読本２. みすず書房, 2008.
日本精神分析学会第51回大会：認定SVの集い—私のスーパーヴィジョン論. 2005.
日本心理臨床学会第24回大会：ワークショップ『自傷の扱い方』. 2005.
第６回ウィニコット・フォーラムin福岡：BPD治療における劇化について. 2005.
第９回ウィニコット・フォーラムin大阪：ウィニコット的ボーダーライン治療. 2007.
平成19年度精神分析セミナー：攻撃性『自傷の関連から』. 2008.
対象関係論勉強会2008年度—第８回「行動化」. 2008.

Appendix
『漱石と心の病―その１』

はじめに

　漱石の本は，人間の心がどのようにして壊れ，またどのようにして回復していくのかを教えてくれます。それを知ることは，脳を知ることと違って，自分の体験と重ね合わせることができると思います。漱石は現実を生き，小説を書くことで自身の心の病を克服しました。その書き方はとても精神分析的です。さらに，漱石は自分の分身を主人公や脇役に配置することで，あるときは客観的に自分を眺め，別のときは主観的に生きる体験を小説の中で行ったのです。過去に体験したことを，小説のなかで再度体験し直したとも言えるでしょう。その際に，書き記す，という体験が病の克服につながったと思われます。ただ，考えるだけでは，克服までには至りません。というのは，私たちを精神的に追い詰める私たちの『心のクセ』は蛭のように私たちの心の襞に食いついて離れないからです。何度も何度も「気づき」の体験とそのときに自分はどう考えどう行動すべきだったのかを刻印する必要があるからです。この『心のクセ』のしつこさを精神分析的には「反復強迫」といいます。精神分析が治療に気の遠くなるような時間を必要とするのはこの反復強迫と闘っていくからです。

　といっても，小説は所詮フィクションではないのか，絵空事を書き記すだけで病が治るとは思えない，と疑問を持つ人もいるでしょう。確かに小説はフィクションですが，同時に心をそのまま映し出した現実でもあるのです。現実ではないが心的には現実なのです。漱石の新潮文庫の解説で，評論家の三好行雄は以下のように述べています。「漱石はいうまでもなく，虚構と想像力によって

構築された世界で，自己のモチーフを託して他者を動かすという，いわゆる客観小説の手法を最後まで崩さなかった。漱石の文学を〈拵えもの〉として批判した自然主義のリアリズムに対して，〈拵えもの〉であることを苦にするよりも，活きているとしか思えぬほどに拵えることに苦心したら如何，といった意味の批判を投げかえしたのも有名な事実である」と。

I　漱石の「神経衰弱」について

　漱石の小説に入る前に，漱石が闘った「神経衰弱」という心の病について解説したいと思います。漱石の生きた時代は心の病をそう呼んだのですが，この「神経衰弱」という専門用語は今日では使用されていません（世界保健機構WHOの診断のためのICD-10では生き残っています）。それではここで漱石の心理状態について述べていきましょう。

1．漱石の「神経衰弱」とは
　漱石が患った『神経衰弱』について，小説から想像する以外に，幸運にも私たちは漱石夫人の夏目鏡子が語った『漱石の思い出』（文春文庫）の中で知ることができます。漱石が発病したのは帝国大学を卒業したころから始まります。

神経を患う漱石（26歳）
　漱石は，帝国大学を卒業して，家がうるさいといって宝蔵院に間借りします。この頃の彼は，後に述べますように，文学をやるか英語教師として身を立てるか，という進路を巡って悩み出していました。ちょうどそのころ，彼はトラホームにかかって井上眼科に通うことになって，細面の美しい女性と出会います。彼女は年老いた患者に親切に接していました。その姿に彼は恋をするのです。そして彼女なら嫁に貰ってもいいと独り決めするのでした。ところが，ここが漱石の中心葛藤にあたるのですが，女性を好きになるということが彼を不幸に導いていくのです。すなわち，彼女の母親が芸者あがりの性悪の見栄坊で，寺の尼を回し者にして一挙一動を探らせている，と考え出すのです。現実からかけ離れた妄想をするのです。彼は実家に突然やって来て，「私のところへ

縁談の申し込みがあったでしょう」と尋ね，えらい剣幕で兄を罵倒するような行動にも出ました。彼は東京に居づらくなります。英字新聞社にも就職しようとしますが，結局，友達のつてを頼って松山に行くことで難を逃れます。しかし，その母親が執念深く回し者をやって，あとを追いかけさせたと信じていたので，松山でも彼は引越しをするのです。

松山時代に漱石は鏡子夫人と見合いし，1年で松山を離れ，熊本の中学に赴任することになります。芸者上がりの母親の影から逃れようとするのです。例の女性の母親が芸者上がりだったのかどうかは本当のところわかっていません。漱石がそう心の中で独り決めしてしまったようです。そして二人は熊本で新婚生活を続けますが，夫婦喧嘩が絶えなくて悲惨なものでした。鏡子夫人は入水自殺を図ろうとするなど，かなり精神的に追い込まれ，そのため流産を経験し，一時鎌倉で養生することにもなるのです。当時の新婚時代を漱石は『道草』の中で以下のように振り返っています。

「……細君はよく寝る女だった。細君の病気には熟睡が一番の薬。……或晩彼は不図眼を覚まして，大きな眼を開いて天井を見詰ている細君を見た。彼女の手は彼が西洋から持って帰った剃刀があった」

漱石の弟子たちは鏡子夫人を『ソクラテスの妻』のように考えて漱石を擁護しましたが，事実は漱石の心の病が二人の仲を緊迫したものにさせた部分も大きいのです。確かに彼女は寝坊癖があって，お手伝いさんも寝坊したために，漱石は朝食抜きで出勤したこともあったようです。でもそれ以上に夫人も漱石に悩まされたのです。漱石は，同じ『道草』の中で，夫人の立場に立って「何故もう少し打ち解けて呉れないのかという気が，絶えず彼女の胸の奥に働いた」と自分を客観視しています。精神的に病んだ漱石は妻にも心を開けなかったのです。この主題は『こころ』で取り上げられます。

2．ロンドンに留学

さて二人は熊本を2年で去ることになります。そして東京に戻って，漱石はロンドンに単身で留学することになるのですが，ここで決定的に神経を患うことになります。彼はロンドンの下宿に引きこもって泣いてばかりいました。下宿の主婦姉妹は漱石に嫌われていたのですが，自転車に乗って気分転換を図る

ように親切にしました。なぜ彼女らが嫌われたかといいますと，漱石が妄想状態になって，心に浮かんだ考えを訂正する余裕が彼には失われていたからです。漱石の病を鏡子夫人は漱石自身から次のように聞かされました。

「頭が変になると，これではいけないと焦り，自分が怖くなって，警戒し出す。人に接しないように部屋に閉じこもって自分を守っている。しかし周囲はそれを許さずにいじめようとかかってくる。こっちも意地になってむかついて癇癪を爆発させる。その時にはつまらないことが気になって，監視・追跡されているような，悪口を言っているような気がする。英国人全体が自分を馬鹿にしていると」「私などが言わない言葉が耳に聞こえて，それが古いこと新しいことといろいろに連絡して，幻となって眼の前に現れるものらしく，それにどう備えてよいものかこっちには見当がつきません……」

3．漱石帰国

漱石は2年3カ月後に帰国し，36歳で小泉八雲の後任として帝国大学の英語教師に着任します。漱石の精神状態は『漱石の思い出』によると，40歳でようやく落ち着くのですが，この間の漱石の精神状態は最悪で，感情的になって夫人や子どもを虐待し，誰かに付狙われていると信じ，鏡子夫人は実家に戻されたり，常に「離縁」を突きつけられたり，義父も離婚を勧めるのですが，漱石が呉博士（帝国大学の初代精神科教授）の診察を受けて，夫人は夫が精神病であることを知るのです。そして離婚を思いとどまって，以下のように決心します。

「私もそれをきいて，なるほどと思いまして，ようやく腹がきまりました……（追い出そうとする漱石に対して）『私は悪いことをしないのだから，追い出される理由はありません。それに子供を残してなんでおめおめと出て行きますものですか，私だってこのとおり足もあることだから，追い出したってまた帰ってくるまでのことです』……」

37歳の夏のころ，どこからともなく生後まもない小猫が家にやって来て居つきます。そしてその年の暮れから『吾輩は猫である』を一気に書き出すのです。

Ⅱ 作家としての漱石——その間に胃潰瘍を発症——

　37歳で小説を書き出した漱石は，鏡子夫人によると精神は小康状態が続き，40歳になってようやく回復したとあります。つまり，小説を書くことが精神によかったということです。猫のお陰だったのでしょう。殺伐とした人間関係にひょっこり現れた猫は潤滑油の役割をしたのかもしれません。猫を捨てようとする家人に対して漱石は「そんなに入って来るんならおいてやったらいいじゃないか」と猫に同情するのですが，漱石自身も猫の悪戯に「物尺をもって追っかけ歩いたりして，時ならぬ活劇を演じたこともよくありました」と，猫の存在は何事も信じられない漱石の頭にはよい効果を与えたのは確かだと思います。猫を追っかけまわすのもカタルシスになったのでしょう。以後，10年ほどは回復が続くのですが，その代わりに胃潰瘍を併発します。私が精神科医になった頃から，「身体の病は精神破綻の防波堤」とよく言われたものです。甘いもの好きの漱石は『吾輩は猫である』で次のように描写されています。漱石が猫になって自分自身を客観視するのです。「彼はよく昼寝をしている事がある。時々読みかけてある本の上に涎をたらしている。彼は胃弱で皮膚の色が淡黄色を帯びて弾力のない不活発な徴候をあらわしている。その癖に大飯を食った後でタカジヤスターゼを飲む」。猫の描写する主人は，胃潰瘍になりやすい人の特徴で，心身医学では有名な説です。

Ⅲ 『漱石』の生い立ち

　さて，小説を次々に世に出すことによって漱石は精神の安定を得ることになります。小説の中で彼は，①心の中心葛藤，②その由来，③葛藤からの回復，について書き出すのです。それではここで，後の皆さんの想像の役に立つように，漱石の年表をざっと記しましょう。

　　　[漱石の年表]
　　　慶応3年：父50歳，母41歳のときの「恥かき子」
　　　五男三女の末子，乳の出が悪く道具屋の里子に出される

1歳：塩原家の養子となる
　13歳：種痘が原因で疱瘡にかかる⇒あばた
　9歳：養父母の離婚で夏目家に戻る
　14歳：母（55）死去。第一中学を中退し二松学舎に入学
　16歳：大学予備門受験準備のため成立学舎に入る
　21歳：長兄と次兄の死後に復籍。第一高校の英文学に進学
　23歳：帝国大学文科大学英文科に入学。26歳で卒業
　28歳：松山に赴任
　29歳：熊本に赴任。結婚
　30歳：父80歳で死去
　33歳：ロンドンへ留学
　37歳：「吾輩は猫である」を発表
　49歳：『明暗』を執筆中に胃潰瘍で死去

1．漱石の生家

　夏目家は，江戸の名主の中で代々二十番組の肝煎をつとめた家柄です。名主とは，町奉行に直属する幕府の地方行政組織の末端を担うのが役目で，身分は町人でありながら苗字帯刀を許され，客商売の出会い茶屋，料理屋，芝居小屋などには顔が利いたようです。その地域では名家で玄関のある家は夏目家だけで，彼の生家は「玄関さん」と呼ばれて尊敬を集めていました。漱石は，父50歳，母41歳のとき子でいわゆる「恥かき子」だった。五男三女の末っ子で先妻（こと）の子どもが長姉佐和，次姉房の二人。後妻（千枝）には長男，次男，三男，三女，四男が生まれたのですが，三女は，養子に出され，四男とともに夭折。本名は金之助で泥棒にならないようにという迷信から「金」とつけられたようです。

2．漱石の愛情剥奪体験（maternal deprivation）

　2人の娘に遠慮してか，母は漱石の誕生を手放しで喜ばなかった。『硝子戸の中』で「私は両親の晩年になってできた所謂末ッ子である。私を生んだ時，母はこんな年歯をして懐妊するのは面目ないと云ったとかいう話が，今でも折々

は繰り返されている」と語っています。漱石は，生まれて間もなく，乳の出が悪いために道具屋に里子に出されることになります。人工ミルクがない昔はよくあった話です。私も小学生のころ友だちの家に遊びに行ったところ，彼の母親から「あなたに乳を飲ませたのよ」といわれ，帰って母にそのことを話したら，言下に「そんなことはない」と叱られたことを思い出しました。夫婦は貧しく，道具屋のガラクタと一所に，小さい笊の中に入れられていたのを次姉が不憫に思って連れて帰ったのですが，お乳を飲めなくてひもじい思いをした漱石は「私は一晩中泣き続けに泣いたとかいうので，姉は大いに父から叱られたそうである」と回想しています。

そして，明治元年11月に塩原昌之助・やす夫婦の養子になって生家を去ることになります。『道草』の中で「不思議な事に，其広い宅には人が誰も住んでいなかった。それを淋しいとも思わずにいられる程の幼い彼には，まだ家といふものの経験と理解が欠けていた」と当時を振り返っています。

3．漱石の養子時代

漱石の幼年時代のことは『道草』に詳しい。漱石は健三，そして塩原は島田と呼ばれて小説は進行します。漱石は，過去を振り返ることで，自身の中心葛藤の由来を分析していくのです。

明治3年に種痘の全国実施があって，漱石はそこで疱瘡に罹ります。「大きくなって聞くと，種痘が元で，本疱瘡を誘ひだしたのだとかいふ話であった。彼は……惣身の肉を所嫌はず掻き毟って泣き叫んだ」とあります。漱石には薄いあばたが残されることになるのですが，あばたはコンプレックスになります。写真に写る際に常に斜に構えるのは鼻のあばたを映し出さないためだったのです。

「当時，住んでいた家は，この細長い屋敷を三つに区切ったものの真中にあった。……その広い室は既に扱所というものに変っていた。扱所というのは今の区役所の様なものらしかった。……彼は時々公けの場所へ顔を出して，みんなから相手にされた。彼は好い気になって書記の硯箱の中にある朱墨を弄ったり，小刀の鞘を払って見たり，他に蒼蝿がられるような悪戯を続けさまにした。島田はまたできる限りの専横をもって，この暴君の態度を是認した。……島田は吝嗇な男であった。妻の御常は島

田よりも猶吝嗇であった。……御常はまた飯櫃や御菜の這入っている戸棚に，いつでも錠を卸した。……然し健三に対する夫婦は金の点に掛けてむしろ不思議な位寛大であった。外へ出るときは黄八丈の羽織を着せたり，……」だったのです（道草）。

　漱石は，この吝嗇な塩原夫婦に，「余所から貰い受けた一人っ子として，異数の取り扱いを受けていたのである」。塩原夫婦は漱石を溺愛する一方で，

　彼等が長火鉢の前で差向ひに座り合ふ夜寒の宵などには，

　以下のような質問を繰り返し掛けられた。

　「御前の御父さんは誰だい」，「ぢゃ御前の御母さんは」，……

　「健坊，御前本当は誰の子なの，隠さずにさう御云ひ」……

　「御前誰が一番好きだい。御父ッさん？　御母さん？」……

　……健三（漱石）は彼女の意を迎えるために，向うの望むような返事をするのが厭で堪らなかった。彼は無言のまま棒のように立っていた。……彼は心のうちで彼女のこうした態度を忌み憎んだのである。……夫婦は全力を尽くして健三を彼等の専有物にしようと力めた。……彼等から大事にされるのは，つまり彼等のために彼の自由を奪われるのと同じ結果に陥った。……従しそれよりも猶恐ろしい心の束縛が，何も解らない　彼の胸に，ぼんやりとした不満足の影を投げた。

　夫婦は健三を可愛がっていた。けれどもその愛情のうちには変な報酬が予期されていた。金の力で美しい女を囲っている人が，その女の好きなものを，云うがままに買って呉れるのと同じように，……。

　同時に健三の気質も損なわれた。順良な彼の天性は次第に表面から落ち込んで行った。そうしてその陥欠を補うものは強情の二字に外ならなかった。

　彼の我儘は日増に募った。自分の好きなものが手に入らないと，往来でも道端でも構わずに，すぐ其処へ座り込んで動かなかった。……凡ての他人が，ただ自分の命令を聞くために生きているように見えた。……やがて彼の横着はもう一歩深入りをした。

　御常は非常に嘘を吐くことの巧い女であった。……彼の胸の底には彼女を忌み嫌う心が常に何処かに働いていた。いくら御常から可愛がられても，それに報いるだけの情合が此方に出て来得ないような醜いものを，彼女は彼女の人格の中に蔵していたのである。

　そして漱石が7歳のころ，養父の愛人との間で夫婦喧嘩の毎日が続きます。やがて養母は漱石を連れて家を出て行きます。すると，養母は、

夫と離れた彼女は健三を自分一人の専有物にしようとした。また専有物だと信じていた。「これからは御前一人が依怙だよ。好いかい。確かりして呉れなくつちや不可いよ」。斯う頼まれるたびに健三は云い渋った。彼はどうしても素直な子供のやうに心持の好い返事を彼女に与へる事ができなかった。（道草）

　8歳になって漱石は小学校に上ることになるのですが，これがもとで，養母と別れて養父の家に帰ることになります。経済的に養母は漱石を学校に出せなかったからです。ところが，養父には愛人とその連れ子の1歳上の娘（れん）がいたので，複雑な4人暮らしが始まることになるのです。養父母の離婚が成立し，漱石はしばしば寄席に通ったとのことです。9歳になると，養父が職（小さな役場）を解かれたために，今度は実家に引き取られることになります。

　浅草から牛込へ遷された私は，生まれた家へ帰ったとは気が付かずに，自分の両親をもと通り祖父母とのみ思っていた。心の中では大変嬉しかった。……さうして其嬉しさは事実を教へてくれたからの嬉しさではなくって，単に下女が私に親切だったからの嬉しさであった。（硝子戸の中）

4．父に疎んじられた漱石

　お手伝いさんの親切が嬉しかったのは，夏目家に，特に父親に歓迎されなかったからです。そのときの父の扱いを『道草』では以下のように記述しています。

　実家の父に取っての健三は，小さな一個の邪魔者であった。何しに斯んな出来損ひが舞ひ込んで来たかといふ顔付をした父は，殆ど子としての待遇を彼に与へなかった。今迄と打って変った父の此態度が，生の父に対する健三の愛情を，根こそぎにして枯らしつくした。彼は養父母の手前始終自分に対してにこにこしていた父と，厄介者を背負ひ込んでからすぐ慳貪に調子を改めた父とを比較して一度は驚ろいた。次には愛想をつかした。然し彼はまだ悲観する事を知らなかった。

　ところが，明治という時代の変化によって夏目家は没落していきます。江戸から明治になって，時代の流れに乗れない家は，ちょうど第二次世界大戦後の大地主が土地を手放して没落していったように，江戸時代には人口の7％ほどいた武士も役人かサラリーマンに転身していったのです。武士より格下の名主ではもっと厳しかったのです。長兄（大助）は，結核で東京大学の前身を中退することになって，賢い漱石に夏目家の再建のために学問を期待しました。次

男（栄之助）と三男（和三郎）は，遊芸に耽溺し（次男は吉原通い，三男は芝居にうつつを抜かす），三女は養子に出され，四男とともに夭折。それでも父は漱石を愛そうとはしませんでした。

5．母千枝との関係は希薄

　父に愛されなかった漱石にとって母千枝の存在はどのようなものだったのでしょうか。実は，思い出は少ないのです。『硝子戸の中』で振り返る母の姿は，
　　私の知っている母は，常に大きな眼鏡を掛けて裁縫をしていた。其眼鏡は鉄縁の古風なもので，球の大きさが直径二寸以上もあったやうに思われる。……兄と碁を打っていた様子などは，……私の胸に収めている唯一の記念なのだが，其所でも彼女は矢張同じ帷子を着て，同じ帯を締めて座っているのである。

　漱石が朝日新聞社に入社してからの第一作の小説『虞美人草』は，なんと母親とその娘藤尾に復讐する物語なのです。娘のほうを溺愛する母親に対して漱石の分身である甲野さんは「偽の子だとか，本当の子だとか区別しなければ好いんです」と娘を失った母に仕返しをするのです。小説では無償の愛を与える親ではなくて，「御前誰が一番好きだい。御父ッさん？　御母さん？」と訊ねる養母との関係が色濃く表現されています。漱石には物心ついたときの養母と9歳からわずか5年間だけ一緒に生活した実母という二人の母親がいます。漱石に強情を植えつけ，憎しみと恨みに満ちた養母との関係を実母は癒せなかったのでしょうか？

　夏目家に戻った小学生の漱石は常に不安に満ちていました。自分は果たして親に愛されているのだろうか，という根源的な不安が彼を襲ったのです。その不安を実の母親は軽くしてあげることができたのでしょうか？　ちょっとの足しにはなったようです。『硝子戸の中』で実母の思い出が語られます。
　　ある時私は2階へ上って，たった一人で，昼寝をした事がある。その頃の私は昼寝をすると，よく変なものに襲はれがちであった。私の親指が見る間に大きくなって，何時迄経っても留まらなかったり，或は仰向けに眺めている天井が段々上から降りて来て，私の胸を抑へ付けたり，又は眼を開いて普段と変らない周囲を現に見ているのに，身体丈が睡魔の虜となって，いくらもがいても，手足を動かすことができなかったり，……

私は何時何処で犯した罪か知らないが，何しろ自分の所有でない金銭を多額に消費してしまった。……気の狭い私は寝ながら大変苦しみ出した。さうして仕舞に大きな声を揚げて下にいる母を呼んだのである。……母は其時微笑しながら，「心配しないでも好いよ。御母さんがいくらでも御金を出してあげるから」と云って呉れた。私は大変嬉しかった。それで安心してまたすやすや寝てしまった。（硝子戸の中）

　実母との関係はこのわずかな思い出だけなのです。

6．悩む漱石

　漱石は悩み続けます。11歳のときに長姉の死（32歳）を経験し，儒学を教える中学に入学します。しかし儒学に進むことに葛藤が生まれます。儒学を勉強しても好きな物書きにはなれないということに気づき始めるのです。「毎日弁当を吊して家を出るが，学校には往かずに，その儘途中で道草を食って遊んで居た」（落第）漱石は，不登校の生徒だったわけです。14歳のときに母千枝（54）が亡くなります。養母との関係を少しは癒してくれる存在であった実母の死は漱石にとって痛手でした。漱石は中学を退学するのです。そして今度は，英語を学ぶために二松学舎に入学し1年間在籍します。そこで漱石は文学に興味を持つのですが，兄に「アツコンプリッシメントに過ぎない」と叱責されるのです。長兄の見解は文学では食べていけないし夏目家の再建には役に立たない，ということです。夏目家を再建するために立身出世（学者）するか，それとも無用の人（物書き）になるか，これは若いころの漱石の葛藤でした。この問題は後に『それから』で結晶化されます。

　「恥かき子」として用がないといって家を出され，再び戻ってきた実家では父に疎んじられ，やっと生活していくには頭脳を働かすしかないということを悟るけど，その道を進んで果たして自分はよいのだろうか，という悩みを持つのです。

　16歳で神田の英学塾成立学舎に入学し寮生活を送ることになって実家を離れます。そして次兄に連れられて東屋にちょくちょく遊びに行くのもこの頃です。17歳で大学予備門に入学。ここで落第してから勉学に勤しむようになります。

7．復籍

　20歳のときに長兄と次兄が立て続けに亡くなって，ようやく父の希望で夏目家の跡継ぎとして復籍します。このころ，三兄が再婚します。嫂は登世（トセ）といって漱石のその後の精神生活に影響を与えることになります。22歳のときに子規と出逢って，23歳のときに東京帝国大学分科大学に子規と共に入学。ところがこのころ登世が亡くなります。嫂との関係は，その後の漱石の小説のテーマの一つである「奇妙な三角関係」に発展していきます。26歳で大学を卒業し，秋に東京高等師範学校英語教師になるのですが，先に説明しましたとおり，この頃から漱石は精神を患っていくのです。『私の個人主義』の中で，

　私は此世に生まれた以上何かしなければならん。と云って何をして好いか少しも見当が付かない。私は丁度霧の中に閉じ込められた孤独の人間のように立ち竦んでしまったのです。

と当時を回想するのです。

IV　漱石の根源的な不安

　漱石の生い立ちを振り返って，皆さんもきっと驚かれたのではないかと想像します。彼が成人して精神病に罹るのもなるほどと肯けます。漱石のトラウマで決定的だったのは養母との関係です。そして，そのトラウマを修復することができなかった実の両親の存在です。唯一救われるのは登世の存在です。しかし嫂もすぐに漱石の前から姿を消していきます。これらの事実が漱石をどのように苦しめ，そして漱石はそれをどのように克服していったのか考えてみましょう。

『漱石の心の病―その２』

はじめに

　『漱石と心の病：その１』では，漱石の生い立ちを振り返ってみました。その２では，いよいよ漱石が自分の病をどのように克服していったかを見て行こうと思います。ある患者さんは「漱石の小説はこれでもかこれでもかと内面を掘り下げるので疲れる」と語っていましたが，本当にそうだと思います。「そこまでしなくてもよいのでは」という疑問ももっともだと思うのですが，こうして同じ問題を何度も何度も繰り返し書き続けないと病が顔を出すのではないかと漱石は不安だったのだと思います。

　それは精神分析でいう『反復強迫』という手ごわい相手と取っ組み合ったからなのです。「病」を封じ込めるには，精神分析的には現実の世界を生きると同時に分析家とともに一度過去に遡る必要があります。そしてそれは分析状況のなかで「再構成（＝生き直す＝物語化）」されてはじめて完璧なものになるのです。漱石はそれを鏡子夫人と家族とともに生き，小説を書くという行為の中で自分を客観視し解釈することでやってのけたのです。過去を「小説」を書くという行為の中で再び生き直し，最後に「過去」を振り返ることで病を封じ込めることに成功したのです。それが，ここで紹介する『吾輩は猫である』から『道草』までの小説群なのです。

　漱石は『行人』（45歳）という自分の狂気をテーマにした小説を書いているあいだに，一旦回復した病に，46歳のときに再び数カ月ほど苦しめられることになります。そして47歳のときに『こころ』を書き出して病を閉じ込めることに成功するのです。そしてようやく『硝子戸の中』（48歳）と『道草』（48歳）

の中で自分の人生を振り返ることができたのです。これをもって漱石は病から脱出することができたのですが,『明暗』(49歳)執筆中に胃潰瘍で亡くなります。私は『明暗』はまだ読んでいません。引退したときの楽しみに取っておく積もりです。

I　漱石の作品

　漱石は江戸から明治という流れの中で時代の不幸を背負って生まれてきた人でもあります。もし江戸時代があと50年続いていたら,漱石はどのような生活をしていたのでしょうか。『坊っちゃん』が私たちに愛されるのは,ユーモアに満ちて曲がったことの嫌いな一本気な江戸っ子の気質です。漱石の強情な面は,近い人にとっては傍迷惑ですが,ある距離を持って眺められる人にとっては,愛らしい「坊っちゃん」なのです。毎年,年の瀬を越えるのに質屋に出されていては困りますが,気風のよさも漱石の愛される所以です。その気質は塩原家で開花したと想像されます。

　ところが時代は大きく変化していきます。里子に出され,養子に出る。そして,小学校に上るために養母と別れ,養父とその愛人と連れ子との4人生活,そして実家に戻ってからの実父の扱い,母の死,兄弟と嫂の死,というなかで夏目家再建として生きていかねばならない自分と我儘一杯に育てられた養父母との間の自分との葛藤が精神を蝕んでいくのです。それでは,これから漱石の小説を何篇か紹介して,彼がどのようにしてこの精神破綻を克服していくのかを見て行きましょう。先に記しましたように,漱石は『吾輩は猫である』を書くことで救われます。その書き方は,自分と自分を取り巻く人間関係を猫の視点で客観視することから始まるのです。

II　病からの脱出①　客観視

『坊っちゃん』（39歳）

　『坊っちゃん』の書き出しは面白おかしく書かれていますが,よくよく読むと実は暗い影を孕んでいます。

親譲りの無鉄砲で小供の時から損ばかりしている。小学校に居る時分学校の2階から飛び降りて1週間程腰を抜かした事がある。……（腕白振りのエピソードが続く）……

　おやじは些ともおれを可愛がってくれなかった。母は兄ばかり贔屓していた。……

　母が病気で死ぬ二三日前台所で宙返りをしてへっついの角で肋骨を撲って大に痛かった。母が大層怒って，御前のようなものの顔は見たくないと言うから，親類へ泊まりに行っていた。するととうとう死んだと云う報知が来た。……

　養父母の歪んだ愛ででき上がったわがままのために実父に愛されず，実母にも叱られた，という小説のイントロダクションです。精神は小康状態とはいえ，ときどき，妄想が出没するときに書かれています。赤シャツに「君釣りに行きませんか」と誘われるシーンでは，何か裏があると疑ってしまいます。そうやって漱石は，自分に近寄る人が敵か味方かを常に考えていたのでしょう。「山嵐に一銭五厘の氷水をおごってもらうが……おれは膏っ手だから，開けて見ると一銭五厘が汗をかいている」と変に強情で神経質な一面を描いています。そして，その後の小説のテーマとなる奇妙な三角関係の雛形が提出されます。赤シャツとうらなりとマドンナの三角関係です。陰気臭いうらなりと江戸っ子の坊っちゃんはそれぞれ漱石の分身でもあります。赤シャツの謀でうらなりは延岡に追い出されます。うらなりはマドンナに近づけないまま小説は終わり，坊っちゃんもそんな松山を報復の手段として去るのです。

　自由奔放に行動する坊っちゃんを，ある女性患者さんは，「どうして坊っちゃんは怒ってばかりいるのですか？」と私にその感想を語ってくれましたが，実に的を射た質問です。漱石はこの小説でカタルシスを経験したのです。このころの漱石はまだ十分には病は治っていません。探偵のように追跡され，嗅ぎ回される実生活を小説の上でその敵をやっつけることができて漱石は清々したと想像されます。

Ⅲ 病からの脱出②　カタルシス

『草枕』（39歳）

　立て続けに漱石は小説を世に出していきます。『坊っちゃん』の執筆から5カ月が経つと，『草枕』を世に出します。テーマは人情と非人情との間の葛藤です。まだまだ人は安心できる存在ではありません。

　世の中はしつこい，毒々しい，こせこせした，その上ずうずうしい，嫌な奴で埋まっている。元来何しに世の中へ面を曝しているんだか，解しかねる奴さへいる。……5年も10年も人の臀に探偵をつけて，人のひる屁の勘定をして，それが人世だと思っている。そうして人の前へ出て来て，御前は屁をいくつ，ひった，ひったと頼みもせぬ事を教える。……

　漱石はテンポのある筆で元気がよい。ところが，漱石はこの小説で『坊っちゃん』で提出された女性関係をより明らかにしていきます。漱石は想像の世界でも好きな女性に近づけないのです。それは，那美さんに近づけない主人公として描かれます。

　1．現実世界に在って，余とあの女の間に纏綿した一種の関係が成り立ったとするならば，余の苦痛は恐らく言語に絶するだろう。……
　2．「先生，わたくしの絵を画いて下さいな」と那美さんが注文する。
　「女だと思って，人をたんと馬鹿になさい」
　「あなたが女だから，そんな馬鹿を云うのですよ」

　漱石が自分の問題を手にした瞬間です。人を愛することの恐怖とジレンマです。漱石はなぜ恋愛が怖いのか？　自分の問題に直面し，人情は嫌だ，非人情の世界が心の安定になると強がるのです。

Ⅳ 病からの脱出③　問題の明確化

『三四郎』（41歳）

　自分の問題を手にした漱石は，恐怖心を抱きながらも，怒涛のように愛することをテーマに進んでいきます。しかし，漱石は意気地がないのです。反省することばかりです。熊本から上京する三四郎は汽車の中である女性に好意を懐

き，ひょんなところから彼女と一緒の布団に寝泊りすることになるのですが，それも手も足も出せないで終わります。漱石はそんな意気地のない自分を三四郎に投影させて次のように女性に語らせるのです。

「あなたは余っ程度胸のない方ですね」と云って，……思い切ってもう少し行ってみると可かった。けれども恐ろしい……

漱石は女性に近づくのが怖いのです。恐ろしい，と書いています。今からおよそ100年前に精神分析を興したフロイトは神経症の原因を不安にあると看破しました。フロイトはその不安の型にふれて，対象を失う不安—分離不安，愛を失う不安，去勢不安，道徳的不安（超自我不安），の4つを挙げました。しかし三四郎が体験しているのは不安ではなくて恐怖心です。言葉に表しにくいので「恐ろしい」と漱石は語るだけで精一杯です。何を恐れているのでしょうか。精神分析では不安が対象を持つと恐怖が生じると説明しました。高所恐怖，女性恐怖，閉所恐怖，先端恐怖，外出恐怖，などなどです。ところが漱石の体験する恐怖には対象がありません。女性に近づくことの何に不安を感じるのでしょうか。嫌われる不安なのでしょうか。実は，それは彼の記憶の底にある体験なので，対象を得ることができないのです。恐怖は脳に記憶されたものなので取り払うのに厄介です。

漱石は，『草枕』で現実世界は怖いので非人情の世界を上等なものとしましたが，この小説では，その恐れへと一歩を踏み出すのです。

現実世界はどうも必要らしい。けれども現実世界は危なくて近寄れない気がする。

と三四郎に語らせます。頭の中や芸術の中だけでは自分の問題の解決はママならないと気づきだしたのです。そして東京についた三四郎の現実世界について漱石は想像を巡らしていきます。こうして三四郎は不忍池で美禰子と運命の出会いをするのです。

二人の女は三四郎の前を通り過ぎる。……三四郎は茫然としていた。やがて，小さな声で「矛盾だ」と云った。……又は非常に嬉しいものに対して恐れを抱く所が矛盾しているのか，——この田舎出の青年には，凡て解らなかった。ただ何だか矛盾であった。

三四郎の矛盾とは何なのでしょうか？　別のところで漱石は「無意識の偽善」という言い方をします。

その巧言令色が，努めてするのではなく，殆ど無意識に天性の発露のままで男を虜にする所，もちろん善とか悪とかの道徳的観念も，無いで遣っているかと思はれるやうなものですが，
　美禰子に恋心を抱いた三四郎は彼女に中々近寄れません。そして，美禰子は三四郎を愛しながら，別の男性とあっさりと結婚してしまうのです。三四郎はなぜ美禰子に振られたのでしょうか。友人の与次郎は，「20歳前後の同じ年の男女を比べると，女の方が上手だ。女だって，自分の軽蔑する男の所へ嫁に行くきはでない」と説明します。私はそれだけでなかったと想像します。結婚すると知った三四郎はそれまでと打って変わって美禰子に勇敢にも近づいていきます。結婚できないという状況になったから近づけることが可能になったのかもしれないのですが，
　「結婚なさるそうですね」
　美禰子は白いハンケチを袂へ落とした。
　「御存知なの」と云いながら，二重瞼を細目にして，男の顔を見た。……三四郎の舌が上顎へ密着てしまった。……
　「われは我が愆(あやまち)を知る。我が罪は常に我が前にあり」……
　聞き取れない位な声であった。それを三四郎は明らかに聞き取った。三四郎と美禰子は斯様にして分かれた。
　三四郎が怖がっていたのは，結婚すること，そして意識ではどうしよもない緊張の余り舌が上顎に引っ付いてしまうほどの身体の緊張なのです。

V　病からの脱出④
矛盾を割り切らずに心に留めること
現実世界と心的世界の両方の経験が必要

『それから』（42歳）
　さて，その後の三四郎はどうなったのでしょうか？『それから』では三四郎は代助，美禰子は三千代として登場します。美千代は友人の平岡の奥さんなのですが，平岡が失業して，代助に経済的援助を頼みに来ることから，美千代と再会し，次第に代助は美千代を好きになる。否，美千代を結婚前から愛していた

ことに気づくのです。代助は美千代を学生の時に愛していながら、近づくことが怖くて、平岡を彼女に紹介して結婚させたということに。漱石は女性を好きになると、奇妙な三角関係をつくって、自分は身を引くという行動をとってしまうのです。小説では、好きだったことに気づいて、美千代に愛の告白をします。こうして不倫関係に陥るのです。うらなりはマドンナの下から去り、三四郎は愛の告白ができなかった。ようやく『それから』の中で一歩前進するのです。

「僕の存在には貴方が必要だ」「承知して下さるでしょう」

「余りだわ」と云う声がハンケチの中で聞こえた。……

「僕は三四年前に、貴方にそう打ち明けなければならなかったのです」……

「残酷だわ」……

　美千代が「残酷だわ」といいます。代助が美千代に好意を持っていたことは明らかだったのにもかかわらず、彼は平岡を紹介して美千代と結婚させたのですから、残酷な仕打ちといわれても仕方がないのです。漱石は意気地が無くて女性に近づけないでいるのですが、女性の方からすると好意を示して置いていざとなると身を引かれるわけですから、女性に復讐しているとしか考えられません。こうして代助は経済的援助を絶たれることになります。すると途端に、代助は気弱になります。それに比べて美千代は度胸が据わっています。

「僕は白状するが、実を云うと、平岡君より頼りにならない男なんですよ」……「道義上の責任じゃない。物質上の責任です」

「死ぬ積もりで覚悟を極めているんですもの」

　この奇妙な三角関係は、実は三兄と嫂との三角関係の反復強迫でもあるのです。漱石は遊び呆けて嫂を幸せにしなかった三兄を憎んでいました。実際に道義的に只ならぬ関係を漱石は経験したのかもしれない。こうして漱石は、小説という架空の世界で、かつての体験を再び生き直すのです。自然の児になろうか、又意志の人になろうか、と迷った末に。漱石は、「三四郎」の中でできなかったことを、「それから」の中で自然に帰ろうとしたのです。

　ところで、『それから』では漱石のもう一つの葛藤も明らかになります。「その1」で触れましたように、中学時代の漱石は「小説家＝無用な人」か、あるいは「学者＝有用な人」になるかの葛藤で自我を揺さぶられました。小説では

働かない「高等遊民」である代助の姿を借りて漱石は当時の世間を痛切に批判するのです。親の金で優雅な生活を送っている代助は世のため人のために働く人を馬鹿にするのです。それは漱石自身が小泉八雲の跡を継いで「教師として学生の模範になる」自信がなかったことにもつながります。『坊っちゃん』で校長から「教育の精神」を説かれると、「到底あなたの仰ゃる通りにゃ、できません、この辞令は返しますと云ったら、校長は狸のような眼をぱちつかせておれの顔を見ていた。やがて、今のは只希望である、あなたが希望通りできないのはよく知っているから心配しなくてもよい……」。実は、この校長とのやり取りは、大学卒業後の就活中に、柔道の生みの親である嘉納治五郎との間で交わされた会話がもとになっています（『私の個人主義』）。「その1」で見て来たような生い立ちでは人の上に立つことに漱石は逡巡したであろうと察します。

Ⅵ　病からの脱出⑤
己を貫き通すか共同体か　無用な人か有用な人か

『門』（44歳），『彼岸過迄』（45歳）

　三千代と結婚した代助の二人はどうなるのでしょうか。『門』では美千代は御米に代助は宗助として登場します。二人は罪を背負って生きていくことになります。御米は過去の罪をまったく忘れることがなくても，すべて運命と諦めて，現在の愛に救いを求めることができました。しかし宗助はすっかり御米に頼ることができないで悶々と日々を過ごしていきます。そして救いのないこの悩みを宗教に求めていくのです。だから小説のタイトルは『門』なのです。美千代も御米も度胸が据わっているのに，代助も宗助もからっきし意気地がない。漱石も然りなのです。俳優の石田純一や作家の渡辺淳一を除いて，男って皆そうなのかもしれない。男性は社会的立場を女性よりも重視し，女性は個人的存在志向が男性よりも強いのかもしれないですね。私はどっちか？　それは秘密！

　自分は門を開けて貰いに来た。……彼は門を通る人でもなかった。又門を通らないで済む人でもなかった。要するに，彼は門の下に立ち竦んで，日の暮れるのを待つべき不幸な人であった。

　ここで漱石は胃潰瘍で倒れて執筆活動をしばらく休むことになります。そし

て正月から彼岸過ぎまでを目途に『彼岸過迄』を書き出します。いい加減なタイトルですね。『彼岸過迄』でいよいよ漱石は恋愛関係に入ることの怖れの原因へと進むことになります。ここでも主人公の須永と何ごとにも積極的な千代子との恋は結ばれません。二人はいとこ同士という設定です。千代子が生まれたときから須永の母親は須永に幼いころからそのことを口にするのです。二人のあいだには幼い頃から結婚という二文字が共有されているのです。なのに須永は千代子に積極的になれないのです。そして千代子の鎌倉遊びに須永も同行することになります。鎌倉はかつて鏡子夫人が流産のために養生した地でもあります。須永ははっきりした態度をしめすことができません。それはなぜなのか。

　若しその恋と同じ度合いの劇烈な競争をあえてしなければ思う人が手に入らないなら，僕はどんな苦痛と犠牲を忍んでも，超然と手を懐にして恋人を見捨ててしまう積でいる。

　こうして，近づけないでいる須永と千代子の間の緊張関係を漱石は高木という青年を登場させることで須永に問題に直面化させます。須永は千代子を嫁に貰うのかどうなのかと自分にいい聞かせます。井上眼科で好きになった細面の女性に近づけなかった漱石は，問題を彼女の母親のせいにしました。母親が娘と自分を結ばせようとしていると妄想状態に陥ったのです。そのときは精神病の世界に入ることでこの愛することの恐怖から逃げることができたのですが，今度は小説の中でどう決着を見ようとするのでしょうか。

　ここでも奇妙な三角関係を設定して，漱石は自分に態度を迫ります。須永は高木というイギリス帰りの爽やかな青年の登場に面食らいます。須永は，千代子は自分よりも高木を好きなのではないか，と嫉妬するのです。劇烈な競争をあえてするくらいなら自分は潔く恋人の前から去ると宣言した須永は，一人鎌倉を去ります。その後を追って千代子が須永の家を訪ねてきます。「一体全体，貴方に私を嫁に貰う気があるの」と千代子は須永に迫るのです。開けっぴろげな千代子と違って，須永は高木の存在が気になって，ついに千代子にとっての高木の存在について口にします。千代子は彼に「貴方は卑怯だ」といい放つのです。そして漱石は，この須永の煮えきらない態度を出生の秘密に結びつける。須永は母親の本当の子ではなくて貰い児だったのです。虞美人草で明らかにし

た「偽の子か本当の子か」という無償の愛を巡る葛藤に行き着くのです。

Ⅶ　病からの脱出⑥　無償の愛は心を救う

『行人』（45歳）

　漱石が女性に近寄れない理由の根本が、母親の子どもに向ける態度が無償の愛に基づくものなのかどうか、という根源的な不安によるものだということがはっきりしてきました。この不安から逃れるために『門』では宗教に救いを求めました。漱石は、『行人』で妻と弟の不義を疑うという三角関係を設定し、狂気の世界に陥る主人公の姿を描きます。

　「死ぬか、気が違うか、それでなければ宗教に入るか。僕の前途にはこの三つのものしかない」

　「行人」では狂気に直面します。狂気から逃れようと、弟を登場させることが、狂気の世界なのです。主人公は弟の二郎を呼んで、次のようにいい出します。

　「二郎己は御前を信用している。……実は直の節操を御前に試して貰いたいのだ」

　そして二郎と嫂は和歌山に一泊の旅に出ることになります。生憎その夜は嵐になります。二郎と嫂は嵐の夜を一緒に過ごすのですが、二人の間には何も起きません。なのに漱石は、嫂に次のようなことを語らせるから罪作りです。

　「妾の方が貴方よりどの位落ち付いているか知れやしない。大抵の男は意気地なしね、いざとなると」

　二郎は帰って嫂との間には何もなかったことを報告し、精神を病んだ兄と二郎は10日間の旅行に出ることになります。そこで漱石は精神病の世界を次のように語ります。絶対の境地を求めるには、兄の狂気を見捨てずに辛抱強く付き合う弟を必要とすること。絶対の境地とは何か。絶対即相対。凡ての対象というものが悉くなくなって、唯自分だけが存在する。その時自分は有とも無いとも片の付かないものだ。即ち絶対だ。従って自分以外に物を置き他を作って、苦しむ必要がなくなる、又苦しめられる掛念も起こらない。

Ⅷ　病からの脱出⑦
　狂気を見捨てずに辛抱強く付き合う対象を必要とする

『こころ』

　さて，いよいよ「こころ」です。漱石は新聞広告で「人間の心を研究する者はこの小説を読め」と力説したようです。精神科医にとって避けては通れない小説の一つです。『門』では宗教に，『行人』では狂気に，そして『こころ』では自殺を取り上げます。早速，先生は

　「恋は罪悪です」

　「妻が私を誤解するのです。それを誤解だと云って聞かせても承知しないのです。つい腹を立てたのです」

　「妻が考えているような人間なら，私だってこんなに苦しんでいやしない」

と語ります。自殺した先生の長い遺書を見てみましょう。

　身寄りのない私（先生）は，学生時代に，叔父に裏切られて財産を失います。そして，ある未亡人の家に下宿することになってそこの家の御嬢さんに好意をもつようになります。ところが彼女に近づき出すと，漱石の不安がカマ首を擡げるのです。すなわち，「私が奥さんを勘ぐり始めたのは，極些細な事からでした」，「御嬢さんを私に接近させようと力めるのではないかと考えたのです」と，疑惑は段々と根を張ってくるのです。井上眼科で見初めた女性の母親に付狙われるのと同じことが起きるのです。「すると今まで親切に見えた人が，急に狡猾な策略家として私の眼に映じて来たのです。……（次第にその疑惑は御嬢さんにまで向く）……私には何方も想像であり，また何方も真実であったのです」と。

　この人間関係の根源的な不安（矛盾）を私は同級生のＫを下宿させることで解決しようとします。三角関係の反復強迫ですね。私は友人のＫを下宿させる。そして私はこの奇妙な三角関係に悩み出すのです。自分で仕掛けた蜘蛛の巣に捕らわれる蜘蛛のようです。御嬢さんが私よりもＫの方を愛しているのではないかと。Ｋは御嬢さんを好きになったと私に告白します。その直後に私は奥さんに御嬢さんとの結婚を申し込むのです。そしてＫは自殺し，私と御嬢さんは

結婚することになるのです。

　結婚しても私は心が穏やかではありません。『それから』や『門』の主人公のように罪を背負って生きていくからです。再び私の根源的な矛盾が現れます。「愈々夫として朝夕妻と顔を合わせて見ると，……突然Kに脅かされるのです。つまり妻が中間に立って，Kと私を何処までも結び付けて離さないようにするのです……妻の何処にも不足を感じない私は，ただこの一点において彼女を遠ざけた」。すると妻は私を「嫌っているのでしょう」と聞かざるを得なくなってくるのです。

IX　病からの脱出⑧　根源的な不安による現実喪失の理解

『道草』

　先に述べましたように，『道草』は漱石の自叙伝に当たり，小説の形を借りながら，『硝子戸の中』で語られた過去を，さらによいも悪いも包み隠さず書かれたものです。この小説を書く過程で漱石は病から脱出したと私は考えます。というのは，『行人』を書く過程で再び健康を害した後に，『こころ』と『道草』で健康を取り戻すからです。あの反復強迫に勝利したといってよいでしょう。精神の病からの回復を遅らせるのは一にも二にもこの反復強迫にあるからです。その内容は，「漱石と心の病：その１」で大方語られていますので，ここではなぜ漱石が病を克服したと私が確信しているかに焦点を当てたいと思います。

　本作品は不幸な生い立ちとこころの悩みと精神病を鏡子夫人に受け止められた過程が書かれています。漱石を精神病から救った有名なエピソードが２箇所あります。一つは三女の出産シーンです。産婆の到着が遅れて漱石（健三）は出産に立ち会うことになります。慌てた健三は脱脂綿をあるったけ生まれてきた赤ん坊に千切っては載せるのです。生の温もりが漱石を包み込んでいます。分析用語で「ホールディング」と言います。文字通り漱石は我が子の生を抱えることで自分を救うことができたのです。「ああ云うものがぞくぞく生まれて来て，畢竟どうするんだろう」と漱石は強がっていますが本当は涙がでても可笑しくないシーンです。そして，第二のシーンが出産後の細君との二人の会話です。

健三はこの小さい肉の塊が今の細君のように大きくなる未来を想像した。……
「人間の運命は中々片付かないもんだな」
　細君には夫の言葉があまりに突然すぎた。そうしてその意味が解らなかった。
「何ですって」
　健三は彼女の前に同じ文句を繰り返すべく余儀なくされた。
「それがどうしたの」
「どうしもしないけれども、そうだからそうだというのさ」
「詰まらないわ。他に解らない事さえ云いや、好いかと思って」
　細君は夫を捨てて又自分の傍に赤ん坊を引き寄せた。
　新婚当時の夫婦喧嘩の際には鏡子夫人は「おまえはオタンチンノパレオラガスだよ」と漱石にからかわれました。もちろん、その意味は彼女にはわからない。鏡子夫人は「とんま」という意味だと察したのですが、それを漱石は面白がって使ったようだ。この夫婦の口論が『道草』では漱石を救っているのです。「貴方の難しい話にはついていけないわ」とか言って、細君が赤ん坊に頬ずりするシーンを漱石は幸せに見ていたのだと私は想像します。漱石が求めていた母親の無償の愛を信じることができたのです。

X　病からの脱出⑨
無償の愛は日常生活のそこかしこにあるものなのだ

　漱石は『坊っちゃん』でカタルシスを、『三四郎』では愛しながら愛する人に近寄れない葛藤を、『それから』では言い寄れなかった女性に思いを遂げるといった罪つくりを、『彼岸過迄』では女性への接近コンプレックスの原因に出生の秘密を嗅ぎつけ、『虞美人草』でそれが「偽の子と本当の子」という無償の愛に遡り、『門』、『行人』、『こころ』で宗教、狂気、自殺という３つの救済をテーマに小説を書いたが、結局漱石を救ったのは鏡子夫人と生まれてきた赤ん坊だったのです。『道草』でやっと漱石は母性に触れることができて、病を克服できたのだと思います。
　以上、かなり長い分量になりましたが、お付き合いしていただいてありがとうございます。漱石に夢中になった２カ月間でした。漱石は複雑な生い立ちと

明治という激動の時代が産んだ作家だともいえるでしょう。私たちの場合もそうです。私たちに幸せで安定した時代は果たしてあるのでしょうか。振り返ると，常に紙一重の綱渡りをしてきたような感じがします。そんな時に，過去を罵るだけではなく，過去と正直に直面し，それを現在の日常生活のなかで体験し直すことで，つまり身近な人と共に過去を生き直すことで根源的な不安を克服した漱石は私たちに心の潜在的な可能性を約束してくれるのです。

あとがき

　本書はこの数年間に発表した自傷行為と境界性パーソナリティ障害に関する論文と学術講演会やセミナーなどで発表したものを加筆・修正したものです。そのため，私の頭の中同様に，ごちゃ混ぜ状態のままです。同じ内容が繰り返し何度も現れるのはそのためで，まとめる能力が私に欠けているだけの話です。

　思えば，私の精神分析の訓練分析もごちゃ混ぜ状態のままで終わった気がします。この心のクセは治らない。片付けが下手なので書斎もごちゃごちゃ。参考文献をどこに置いたかわからないために探すのが一仕事だ。しかしこの欠点は境界性パーソナリティ障害の治療においては長所にもなるから面白い，と言って合理化を図って直そうとしないのも私の心のクセなのです。ごちゃ混ぜ，何でもあり，行き当たりばったり，忙しいときは猫の手も借りる，のが私の性に合っているみたいだ。そして何ごとも不完全なままにするクセ！

　また本書の特徴は，自傷行為を誰かの理論に基づいて治療しているものではありません。医療の原点に立って患者さんに「どのように困っているのですか」と問い，それを一緒に解決するように努力してきただけの話です。その治療過程で以前からぼんやりしていた私の心のクセもはっきりしてきました。それを気づかせてくれたのがBPDや自傷行為の患者さんであり夏目漱石の小説と『源氏物語』だったのです。『源氏物語』については第5章で取り上げましたが，漱石については触れないまま終わりました。それで「補遺」としてクリニックに置いてある『漱石の心の病』を収めることにしました。その内容は自傷行為とは関係ないのですが，第5章で述べた「関係性を育てる」ために「セラピストとともに過去を生き直す」という私の目指す心理療法を補完できるのではないかと思っています。

　漱石の小説を年代順に並べるとそのまま一つの精神分析過程になります。漱石は小説というフィクションの世界の中で自己分析を進めてゆくのですが，その過程を私なりにまとめる間に，ごちゃ混ぜのままだった私の精神分

析の訓練分析がいつの間にか終了したのには驚きました。実は，10年以上前に実際の訓練分析は終了していたのですが，その後の分析は自分の心の中で続いていたのです。それが，「あれ，終わっちゃった」という感じでした。「私の変わった部分と変わらない部分」がよく見えるようになりました。患者さんを不安定にさせる私の心のクセも第1回日本思春期青年期精神医学会の発表当時よりは深く理解できるようになったのです。

　なお本書はいろいろな人のお陰で出版にこぎつけました。治療内容を掲載することを快く了承していただいた患者さんにまず感謝します。皆さんのお陰で本にすることができました。アステラス製薬株式会社福岡支店杉一往さんにはいつも文献を届けてもらって，とてもありがたく申し訳なく思っています。そして金剛出版の立石正信さんには本書の執筆を長いあいだ待ってもらいました。本書の担当の中村奈々さんには忙しいのに10月末出版に間に合うように手を煩わせてしまいました。お礼申し上げます。

　最後に，2002年にはじまった厚生労働省の委託研究『境界性パーソナリティ障害の新しい治療システムの開発に関する研究』の主任研究者牛島定信先生から「外来治療」の担当にお誘いをいただきました。この6年間の研究は私の精神科診療を言語化する機会になりました。とても感謝しています。そして長崎から福岡に精神分析を学びに出てきた私を暖かく受け入れて下さった福岡大学医学部精神神経科名誉教授西園昌久先生，精神分析の訓練分析をしていただきました九州大学教育学部教授北山修先生のお二人には感謝に堪えません。

　そして今日は第45回衆議院選挙の日です。筆を置いて妻と選挙に出かけることにします。

2009年8月30日

川谷大治

【著者略歴】

川谷　大治（かわたに　だいじ）

昭和55年　長崎大学医学部卒業
　　　　　長崎大学医学部附属病院精神神経科
昭和57年　長崎県離島圏医療組合五島中央病院
昭和58年　長崎大学医学部附属病院精神神経科
昭和59年　福岡大学病院精神神経科
平成4年　福岡大学医学部精神医学教室講師
平成9年　川谷医院（院長）

資格
　医学博士，臨床心理士，日本精神分析学会認定精神療法医，
　日本精神分析学会スーパーバイザー，国際精神分析協会会員，
　日本精神神経学会精神科専門医

自傷とパーソナリティ障害

2009年11月10日　印刷
2009年11月20日　発行

著　者　　川谷大治
発行人　　立石正信
発行所　　株式会社　金剛出版
　　　　　〒112-0005　東京都文京区水道1-5-16
　　　　　電話 03-3815-6661　振替 00120-6-34848
印刷・製本　あづま堂印刷
ISBN978-4-7724-1118-9　Printed in Japan©2009